L'ESPION PRUSSIEN

PARIS. — IMPRIMERIE DE E. MARTINET, RUE MIGNON, 2.

L'ESPION PRUSSIEN

ROMAN ANGLAIS

PAR

V. VALMONT

TRADUIT PAR M. J. DUBRISAY

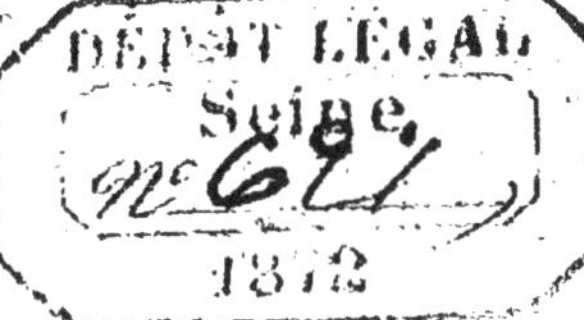

PARIS
LIBRAIRIE GERMER BAILLIÈRE
17, RUE DE L'ÉCOLE DE MÉDECINE, 17
1872

(Seule traduction autorisée par l'auteur.)

L'ESPION PRUSSIEN

I

PARIS LE 15 JUILLET 1870

Le 15 juillet 1870 tout Paris était dans la plus vive anxiété. Des bruits très-graves circulaient : on attendait une communication importante du gouvernement.

Autour du Corps législatif, des groupes s'étaient formés, pour apprendre plus vite les premières nouvelles.

Peu à peu ce qui se passait dans la Chambre transpira au dehors, et, comme un feu rapide, se propagea de groupe en groupe : des cris violents de « vive la guerre ! vive la guerre ! » s'élevèrent de toutes parts. Sur les quais, sur le pont Louis XV, sur la place de la Concorde, ce même cri trouva vite de l'écho : La guerre, la guerre !

Bientôt il fut suivi d'un autre cri qui était poussé avec la même ardeur et la même rage : « A Berlin, à

Berlin ! » Il n'y avait pas à s'y tromper, le peuple de Paris était aussi belliqueux que jamais.

Çà et là cependant on apercevait quelques personnes dont la figure était sérieuse et préoccupée : elles réfléchissaient sans doute aux conséquences possibles des événements qui se préparaient. Mais la plupart de ces personnes disparaissaient vite.

Une discussion mémorable était engagée dans les deux Chambres françaises.

Au Sénat, à une heure de l'après-midi, le duc de Gramont, ministre des affaires étrangères, se leva pour faire connaître l'état des négociations entamées avec la Prusse. « Cette puissance, dit-il, a enfin consenti à approuver la renonciation volontaire du prince Léopold de Hohenzollern à la couronne d'Espagne ; mais elle a refusé de s'engager à ne plus jamais sanctionner la même candidature si elle était remise en avant. » Non-seulement Guillaume 1er n'avait pas voulu engager l'avenir, mais il se réservait nettement le droit de juger et d'agir à sa guise, suivant les circonstances. De plus, il avait refusé une deuxième fois de recevoir l'ambassadeur français, et lui avait fait savoir par un aide-de-camp que cette insulte était officiellement notifiée aux différents cabinets de l'Europe.

A mesure que chaque insolence était énoncée à la tribune, de toutes parts, dans l'Assemblée, s'élevaient des murmures d'indignation. Et quand le ministre ajouta en terminant que de plus longs efforts de conciliation n'auraient pu être faits qu'aux dépens de la prudence et de la dignité, qu'il avait déjà fait rappeler les cadres de réserves, et allait, de concert avec le Corps législatif, prendre toutes les mesures que commandaient l'honneur et la sécurité de la France, à ces mots éclata un tonnerre d'applaudissements comme on n'en avait peut-être jamais entendu dans la noble assemblée. Les sénateurs, enthousiasmés, se levèrent comme un seul homme et poussèrent des cris unanimes de : Vive la France ! vive l'Empereur !

Beaucoup de sénateurs se pressèrent autour du ministre et lui adressèrent les plus chaudes félicitations.

La pâle et aristocratique figure de M. de Gramont avait, au début de son message, trahi quelque émotion ; mais, à mesure qu'il parlait, la sympathie qu'il trouvait dans l'auditoire lui rendait toute son assurance. Il ne pouvait y avoir le moindre doute à ce sujet : le Sénat approuvait la politique belliqueuse adoptée par le gouvernement.

L'ovation au ministre terminée, M. Rouher, président de l'assemblée, se leva et déclara que, selon lui, il n'y avait pas à douter que le pays tout entier ne ratifiât les sentiments qui venaient d'être exprimés ; et il termina en proposant au Sénat de s'ajourner indéfiniment, en témoignage de sa complète adhésion à la politique de l'empereur. Cette proposition fut immédiatement votée au milieu des acclamations répétées de la salle et des tribunes.

A la même heure, une séance à peu près semblable avait lieu au Corps législatif.

M. Emile Ollivier était venu lire aux députés le même document que M. de Gramont avait communiqué au Sénat, et cette lecture avait enlevé les applaudissements de *la majorité*. M. Thiers seul se leva, une fois la lecture terminée; et avec cette autorité que lui donnent son grand nom, sa capacité exceptionnelle et sa longue expérience, il déclara que la guerre était imprudente en elle-même, et non justifiée par les circonstances. Une susceptibilité mal fondée, dit-il, fait agir le gouvernement; — et il demanda que les dépêches fussent mises sous les yeux de la Chambre, afin que chaque député pût voir et juger par lui-même.

Plusieurs membres de la gauche, entre autres Jules Favre et *Gambetta*, protestèrent violemment contre la guerre et les actes du gouvernement. M. de Kératry, au contraire, se séparant en cette circonstance de ses amis de la gauche, déclara que demander un délai pour réfléchir quand la France avait reçu une insulte, c'était en réalité, fournir à la Prusse le temps nécessaire pour charger ses canons.

Un amendement présenté par la gauche en vue d'obtenir la communication des dépêches fut repoussé, et la Chambre se retira dans ses bureaux pour délibérer sur les secours en hommes et en argent que réclamait le gouvernement.

M. de Talhouet, rapporteur d'une commission d'enquête, déposa les *remarquables* conclusions suivantes :

En premier lieu, il était de son devoir d'accorder les plus grands éloges aux départements de la guerre et de la marine, qui se trouveraient à même, grâce à leur sage prévoyance, de faire face avec la plus grande promptitude à toutes les exigences. En second lieu, il déclara qu'après un examen attentif de tous les documents officiels, la commission était pleinement convaincue que les diplomates français avaient fait leur devoir, et que l'on ne pouvait supporter l'insulte faite au pays. En outre, il signalait que, dès le 14 juillet, la Prusse, prévoyant la déclaration de guerre, avait fait avancer sur le Rhin des corps de troupes considérables.

Les moyens proposés par le gouvernement pour se procurer des soldats et des fonds furent ensuite votés à l'unanimité, moins dix voix. Plusieurs membres de l'opposition, dans leur ardeur à soutenir l'honneur de la France, votèrent pour cette fois avec le ministère.

Le gouvernement, sans nul doute, avait remporté une victoire complète : la politique de guerre triomphait dans les deux Chambres, bien qu'au Corps législatif la lutte eût été très-violente. Il était minuit quand la séance fut levée.

Pendant cette journée, la plus grande agitation avait régné dans Paris. Vers le soir, des groupes commencèrent à se former sur les boulevards, et des bandes de jeunes gens venant du quartier latin descendirent toute la ligne des boulevards depuis le faubourg Montmartre jusqu'à la Madeleine, en chantant des chants patriotiques et les entremêlant de cris enthousiastes de : Vive l'empereur ! A bas la Prusse ! Vive la guerre !

Tel fut l'aspect de Paris en cette mémorable journée du 15 juillet 1870. Tel fut dans la capitale le prélude de cette lutte terrible qui devait être si désastreuse pour la France.

L'esprit de la nation, considérée en masse, n'était pas opposé à cette guerre qui tôt ou tard devait éclater : tout le monde le sentait ; mais bien des gens avaient espéré que cette calamité pouvait encore être retardée, et tous les esprits sérieux étaient frappés des dangers, des difficultés, des sacrifices de toute sorte en face desquels on allait se trouver.

II

ERNEST DE MIRVILLE ET CARL DE GROBEN

Au moment où les bruits très-graves dont nous avons parlé venaient de se répandre dans les divers groupes, un jeune officier d'état-major en petite tenue traversait le pont de la Concorde. En voyant l'agitation générale, il s'arrêta pour écouter : il était plus anxieux que personne de connaître le résultat des délibérations de la Chambre.

A la nouvelle que la guerre était à peu près certaine, Ernest de Mirville, emporté par son ardeur martiale, éprouva d'abord un vif sentiment de joie : mais à cette première impression succéda très-vite un profond chagrin, et, quand il reprit sa course vers la place de la Madeleine, il était très-pâle et très-ému.

— Ce que je craignais est arrivé, s'écria-t-il en entrant brusquement et sans cérémonie dans une pièce où M. de Groben était assis devant une table couverte d'une masse de papiers. La guerre est déclarée ; je vais recevoir l'ordre de me rendre à la frontière.

— Le sort en est jeté, répondit de Groben d'une voix

grave. En même temps, il se leva et se dirigea vers la cheminée contre laquelle il s'appuya. Il semblait absorbé dans de profondes réflexions.

Ce nouveau personnage était d'une taille élevée et assez mince. Sa tête chauve était parsemée çà et là de quelques cheveux gris : cependant il ne paraissait pas avoir plus de cinquante ans. Son front élevé, quoique un peu étroit, indiquait une capacité peu commune. Ses yeux gris, petits et perçants, profondément enfoncés dans leurs orbites, avaient une expression de vivacité qui confirmait l'idée d'une rare intelligence. Ses lèvres minces et pincées indiquaient une volonté puissante, et dans les coins de sa bouche se cachait parfois un sourire particulier qui déplaisait généralement. En résumé, et bien que les manières de Groben fussent ordinairement franches et cordiales, son extérieur n'était pas fait pour inspirer la confiance à première vue.

Après l'exclamation de Groben, Mirville resta quelques minutes sans répondre : il semblait attendre un avis ou une consolation. A la fin et tout en frappant sur sa botte avec sa cravache, il s'écria d'un ton d'impertinence :

— Cela peut être très-bien pour vous, monsieur; vous êtes peut-être résigné aux décisions du destin ou de la Providence; mais pour moi, pour nous !...

— C'est vrai, répliqua Groben; ce sont de fort tristes nouvelles pour vous, pour ma fille, et pour nous tous.

— Il est probable que je devrai quitter Paris d'ici à quelques semaines, peut-être avant. Serait-il possible, monsieur, de hâter notre mariage? serait-ce de l'égoïsme de s'exposer ainsi à laisser une jeune veuve?

— Je doute que vos lois militaires permettent un mariage dans de semblables conditions, dit Groben, et dans tous les cas, un mariage précipité, à la veille d'une grande guerre, me semble peu raisonnable.

— C'est possible, répondit Mirville. Me permettez-vous cependant d'essayer? Du moins nous serions unis.

Le jeune homme parlait avec ardeur; ses beaux yeux noirs brillaient d'animation.

Ernest de Mirville était un beau type de militaire. Son nez bien conformé partait en ligne droite d'un front large et ouvert; ses moustaches noires ornaient sans la masquer sa bouche hardie et bien dessinée. Son teint bronzé indiquait des campagnes lointaines. Sa taille, quoique à peine au-dessus de la moyenne, était bien proportionnée et donnait l'idée de la vigueur. C'était la franche allure de l'officier français, qui faisait le plus frappant contraste avec les manières prudentes et circonspectes de l'interlocuteur d'Ernest.

Après quelques instants d'hésitation, Groben répondit :

— Eh bien, non. En pareilles circonstances, je préfère qu'Albertine ne se marie pas.

La figure d'Ernest indiqua une profonde agitation; mais il garda le silence.

Le père d'Albertine ne parut pas s'apercevoir de l'état du jeune homme et dit :

— Selon vous, la guerre sera-t-elle longue?

— Je ne le pense pas. Il nous faut le temps de nous mettre en mouvement, de concentrer sur la frontière nos approvisionnements, et, cela fait, je pense que notre marche à travers le pays sera très-rapide.

Il y eut un court silence, après lequel Groben demanda tranquillement :

— A travers quel pays? un sourire particulier erra un moment sur ses lèvres.

— Nous pouvons, je pense, compter quinze jours au moins, peut-être un mois, avant d'être à Berlin, continua Ernest qui n'eut pas l'air d'avoir remarqué l'interruption. La Prusse n'est pas prête; mais elle a une formidable armée, nous le savons, et, avant d'entrer dans sa capitale, nous aurons sans doute à livrer quelque rude bataille.

— Vous êtes bien sûr d'entrer à Berlin?

— Les hasards de la guerre sont très-grands, répliqua Ernest sérieusement. La Prusse n'est pas un ennemi à dédaigner. Tous ses enfants sont élevés à servir; mais sa landwehr et sa landsturm ne sont guère que l'équivalent de notre garde nationale. Des hommes mariés, des hommes établis ne se battent jamais bien.

— Croyez-vous? observa Groben. Je croirais, au contraire, que tout homme se battrait bravement, voire même jusqu'à la mort, pour défendre sa famille, sa maison et son pays. Et ses yeux gris lançaient des éclairs.

— J'avais oublié, monsieur, que vous êtes Prussien, dit sèchement Mirville.

— Je suis Prussien, et je ne l'oublie pas, répondit Groben avec énergie. Mais il revint bien vite au ton calme qui lui était habituel : Ne regardez-vous pas les forteresses du Rhin comme des obstacles formidables?

— Sans aucun doute. Et d'ailleurs, je ne suis pas et ne serai pas mis dans le secret de nos plans d'opérations. Je connais seulement le sentiment général de l'armée.

— Ainsi vous comptez enlever Mayence et Coblentz par un facile coup de main, et de là vous précipiter, en franchissant fleuves et montagnes, à travers une population terrifiée, jusqu'aux portes de Berlin. N'est-ce pas cela? dit Groben en souriant avec bonhomie.

Mirville sentit que son futur beau-père se moquait de lui, et ne s'inquiétait guère de provoquer de sa part une explosion de colère patriotique ; il se contint et lui répondit simplement : — Nous comptons aussi sur l'aide de la confédération du Sud.

— Une rupture du traité de Prague? s'écria-t-il.

— Il a déjà été rompu. La Prusse, j'en suis convaincu, ne l'a fait que pour le violer. Avec le Hanovre et la Bavière pour alliés, les dispositions des Badois nous importent peu. Du reste, le grand-duché de Bade est déjà à moitié français. Le Danemark nous aidera immédiatement. La Saxe et le Wurtemberg pourront bien marcher avec la Prusse ; mais ils le feront contre leur gré, de cœur ils seront avec nous. Et quant à l'Autriche, elle ne peut qu'attendre une occasion de laver la honte de Sadowa.

Groben se prit la tête entre les mains et se mit à rire silencieusement. A cette vue, Mirville sentit tout son sang lui monter à la tête avec violence, et involontairement il portait la main à son côté comme pour prendre la poignée de son sabre, mais il revint vite à lui-même.

D'autre part, la gaieté de Groben ne dura que quelques secondes, et il n'en restait rien dans son regard ni dans toute sa personne, quand il releva la tête et dit en accentuant tous ses mots :

— Jeune homme, sachez-le bien et que vos compatriotes le sachent bien aussi : les Allemands du Sud n'aiment pas la Prusse, nous connaissons leurs sentiments; mais ils aiment la patrie allemande autant, — dirai-je le mot ? — autant qu'ils haïssent la France.

Ernest devint pâle d'émotion et répondit avec orgueil:

— La France est de force à lutter contre toute l'Allemagne : nous n'avons pas besoin d'alliés.

— Mon fils, dit Groben avec douceur, nous n'avons pas, nous, à nous battre l'un contre l'autre pour l'honneur de nos patries.

— Cela pourrait encore arriver, murmura tout bas le jeune officier.

— Si vous êtes si vif, il peut se faire aussi qu'Albertine...

— Ne la nommez pas en ce moment, s'écria Mirville d'une voix presque suppliante.

Groben lui tendit la main.

— Le père d'Albertine ne pourra jamais être mon ennemi, s'écria Mirville en lui saisissant la main, et ses yeux étaient brillants d'émotion.

— Allez-vous les voir et leur porter ces tristes nouvelles ? dit Groben. Albertine est dans le salon avec sa mère. Elles sont dans l'anxiété au sujet de la décision que les Chambres ont dû prendre aujourd'hui; mais, tout naturellement, jusqu'au dernier moment elles espéreront encore.

— Je ne comptais pas demander ces dames, répliqua Mirville; mais, puisque vous m'y autorisez, je profiterai de votre permission pour leur faire une visite.

En prononçant ces derniers mots le jeune homme se leva, salua son futur beau-père avec une grande déférence et quitta la chambre.

III

LA FAMILLE DE GROBEN

Après le départ de Mirville, Groben revint à sa place devant son bureau, et resta un moment plongé dans ses méditations avant de reprendre le classement de ses papiers.

Carl de Groben était habitué aux vicissitudes de la fortune. Durant la première partie de sa vie, il avait été officier dans l'armée prussienne; plus tard il était devenu journaliste, et dans cette nouvelle profession il s'était fait très-vite remarquer par ses capacités hors ligne. Ses articles sur les questions militaires excitèrent surtout l'attention dans les hautes régions. La fortune récompensa ses efforts, et Groben fut considéré à Berlin comme devant arriver aux positions les plus élevées de l'État.

Tout à coup, pour une cause qui resta ignorée du public, il quitta son pays et vint en France, où, pendant sept ans, il voyagea de départements en départements.

Il s'établit ensuite à Paris. Durant le cours de ses pérégrinations, il avait épousé une jeune fille française d'assez bonne famille, mais sans fortune. Peu à peu la nouvelle se répandit en Prusse que Groben était le correspondant de la *Gazette de Berlin*, et recevait comme tel de très-gros appointements.

Il vécut fort heureux avec sa femme, se montra toujours bon mari, et dans le cours de leur union ils eurent une fille, Albertine, qui fut leur seule enfant.

Les Groben se faisaient un devoir d'entretenir de nombreuses relations dans la société française, et Groben paraissait s'être si bien identifié avec le pays que beaucoup de personnes croyaient qu'il s'était fait naturaliser Français, ce qui n'était pas. Il parlait d'ailleurs la langue avec une telle perfection que tout le monde l'eût pris pour un Français.

Madame de Groben était profondément Française dans tous ses goûts, ce qui ne l'empêchait pas d'être sincèrement attachée à son mari. Elle s'efforçait seulement de le détacher de la Prusse autant que possible : il la laissait faire, et en voyant ses efforts se contentait de sourire de l'air calme qui lui était habituel. C'était elle qui, peu de temps après le mariage, avait fait substituer le *de* au *von* devant le nom de famille. Groben se mit à rire qand elle lui proposa cette petite modification.

« Comme vous voudrez, ma chère amie. Pourvu que vous me laissiez mes droits de sujet prussien, je me moque du reste. Quant à mes droits, ils sont, vous le savez, importants à ménager, à cause de la propriété que j'attends en héritage de mon oncle. »

Madame de Groben tenait beaucoup à ce qu'Albertine épousât un Français. Cela parut d'abord peu probable : beaucoup d'Allemands venaient dans la famille, et l'un, entre autres, Bavarois d'origine et fort riche, demanda la main d'Albertine quand elle n'avait que seize ans. Groben sembla beauconp pencher pour ce mariage; mais Albertine, consultée par ses parents, déclara qu'elle ne voulait pas encore se marier et ne pourrait à aucun prix se décider à quitter une maison où elle était si heureuse.

Quand Ernest de Mirville commença à lui faire la cour, sa mère fut enchantée. M. et madame de Groben auraient pu raisonnablement prétendre à un gendre plus riche; mais, après tout, il avait quelque fortune, et, outre ses avantages personnels, il présentait les meilleures garanties au point de vue de l'honneur et de la moralité. Aussi, quand la comtesse de Mirville, sa mère, vint faire la demande officielle, Groben ne fit aucune objection; il parut, au contraire, très-satisfait, et, sans manifester ouvertement ses sentiments, il se frotta très-fort les mains, ce qui, ainsi que sa femme le savait de longue date, indiquait chez lui un contentement tout particulier.

Quand on demanda à Albertine ce qu'elle pensait d'Ernest, elle rougit beaucoup et ne parla plus de son désir de rester avec ses parents; et quand madame de Groben insista pour avoir une réponse définitive, la jeune fille se jeta au cou de sa mère et l'embrassa avec passion. Madame de Groben interpréta cette émotion comme une réponse favorable, et bientôt on commença les préparatifs de noce.

Albertine venait d'atteindre ses dix-huit ans. Sans être une beauté parfaite, c'était une personne très-agréable. Elle présentait le mélange du type allemand uni aux principaux caractères de la race française. Elle avait la fraîcheur et l'éclat des blondes : ses cheveux étaient d'une teinte richement dorée ; mais ses yeux d'un bleu foncé et moins doux que brillants, toute sa personne, petite, mais bien faite, et ses manières très-vives, indiquaient, à n'en pas douter, qu'elle tenait plus de la race gauloise que de la race teutonique.

Son caractère présentait les mêmes contrastes. Elle était à la fois sérieuse et enthousiaste : son intelligence était vive et pénétrante, et en même temps elle avait un penchant très-marqué pour les idées romanesques. Elle avait vécu dans sa famille beaucoup plus que cela n'arrive généralement aux jeunes filles de Paris : c'était sous les yeux de sa mère que son éducation s'était entièrement faite.

Albertine était adorée par ses parents, et de son côté elle les aimait tendrement, mais elle préférait sa mère. Entre elles existait une de ces intimités que l'on observe en France plus souvent que dans tout autre pays.

Albertine s'était souvent dit qu'elle ne se marierait pas, jusqu'au jour où elle rencontra Ernest. Il s'était emparé de son imagination, et avait trouvé en madame de Groben une puissante alliée.

La famille du jeune Mirville était en faveur aux Tuileries, et madame de Groben avait une certaine faiblesse pour les splendeurs des cours. Le père d'Ernest, mort aujourd'hui, avait, dit-on, rendu des services à l'empereur dans ses temps d'infortune, et, quoi qu'on puisse reprocher à Napoléon III, on ne peut compter l'ingratitude au nombre de ses défauts. La mère d'Ernest avait été nommée gouvernante du prince impérial dès les premiers jours de sa naissance, et quand les souverains apprirent le prochain mariage de Mirville, ils offrirent gracieusement de signer au contrat.

L'impératrice envoya même à Albertine un très-beau cadeau de noces.

Les Groben avaient déjà été quelquefois invités aux Tuileries ; mais, une fois le mariage d'Ernest et d'Albertine décidé, dans toute la première moitié de l'année 1870, ils furent invités à toutes les fêtes et même aux soirées intimes. Cette nouvelle position, qui lui fut ainsi faite dans la société, causait à madame de Groben le plus grand plaisir ; elle ne pouvait s'empêcher de se dire, avec une satisfaction intérieure, que jamais un mariage allemand, dans des conditions ordinaires, ne lui aurait procuré de semblables avantages.

Les fiançailles d'Albertine devaient durer plus longtemps qu'il n'est d'usage en France de les prolonger. Au moment où la cérémonie du mariage devait avoir lieu, le grand-père d'Ernest tomba malade et mourut. Puis sa mère fut atteinte de la maladie qui régnait alors, la petite vérole, et le fut si sérieusement qu'on désespéra de la sauver. La situation d'Albertine lui avait attiré la sympathique commisération de toute la cour. Elle était là comme une fleur nouvelle, et, depuis ses projets d'union avec Ernest, sa beauté avait assurément gagné : le bonheur est la plus belle des parures.

Madame de Mirville échappa à la mort ; mais sa convalescence fut longue, et personne n'aurait eu l'idée que le mariage pût avoir lieu tant qu'elle n'était pas entièrement rétablie. Ernest était un fils affectionné, et Albertine partageait tous ses sentiments.

Ainsi une série de circonstances avait retardé le mariage jusqu'à la fin de juillet ; malgré la chaleur, les deux familles étaient restées à Paris pour le célébrer. Tout était prêt, les parents et les amis avaient inspecté et critiqué le trousseau, la corbeille, etc. Cet heureux jour était enfin fixé, et voici que le 15 juillet, juste huit jours auparavant, la guerre contre la Prusse était déclarée.

IV

UNE ENTREVUE

Ernest de Mirville, en quittant Groben, s'était annoncé lui-même dans le salon, où il fut reçu par Albertine et sa mère.

Celle-ci courut tout de suite au devant de lui et lui dit avec anxiété :

— Quelle nouvelle ?

— La guerre, répliqua Ernest.

— Est-ce possible ? s'écria-t-elle.

— Oh Dieu ! est-ce vrai ? Et vous partez ! s'écria Albertine en s'élançant de sa chaise dès qu'elle entendit les premiers mots. Dans l'excitation du moment, elle allait lui prendre la main, mais un instinct de timidité la fit reculer. Ernest avait surpris ce mouvement avec ravissement, et, saisissant lui-même sa main, il la pressa plusieurs fois contre ses lèvres en jetant un regard suppliant sur madame de Groben.

— Mes pauvres enfants ! murmura-t-elle, et des larmes lui vinrent aux yeux.

— Vous partez ? répéta Albertine en le regardant en face.

— Oui, je pars, il faut que je vous quitte ; et il n'osait pas affronter son regard. Et M. de Groben, continua-t-il en se tournant vers la mère, M. de Groben est d'avis qu'il faut retarder notre mariage jusqu'après la guerre. Qu'en dites-vous ?

— C'est très-affligeant, répondit-elle, et elle s'arrêta pour réfléchir un instant, mais je pense que, dans de semblables circonstances, un mariage précipité...

— Je vois qu'il faut, pour le moment, abandonner tout espoir, répondit Ernest en regardant Albertine.

— La guerre est-elle certaine? demanda la jeune fille.

— Je le crains. Les nouvelles apportées aujourd'hui au Corps législatif sont la confirmation de ce que l'on savait. Les négociations pour la paix peuvent encore se poursuivre jusqu'à la déclaration officielle de la guerre ; mais pour moi, je ne conserve plus aucune espérance.

— Qu'a dit mon mari ? demanda madame de Groben. Vous étiez tout à l'heure avec lui, je crois?

— Oui, je le quitte à l'instant. M. de Groben ne m'a rien dit sur la question de savoir si l'on aura la paix ou la guerre; mais, à en juger par son langage, je crois qu'il s'attend tout à fait à la guerre.

— Je pense de même, répliqua madame de Groben. Quelques mots qu'il m'a dits ce matin m'ont donné à entendre qu'il croyait à la guerre, et d'ordinaire il est si bien informé !

Il y eut un instant de silence pendant lequel ils se regardèrent tous les trois. La mère et la fille semblaient être atterrées par le malheur qui les menaçait.

Pauvre Albertine ! que de tristes pensées, que d'angoisses traversèrent son esprit et son cœur ! Son amant partait pour une guerre terrible. Reviendrait-il ? Serait-il à jamais infirme et mutilé ? Elle regardait ce jeune homme si fort, si beau et si aimé, et des larmes abondantes s'échappaient des ses yeux.

Ernest de Mirville, Albertine le savait, était un vaillant officier. Jamais il n'éviterait le danger. Déjà, comme enseigne, il avait été décoré au Mexique, sur le champ de bataille de Puebla, pour sa brillante intrépidité. Le grade de capitaine, il l'avait gagné dans de récents combats sur les frontières du Maroc. Il était, à vingt-six ans, attaché à l'état-major de Mac-Mahon, et connu dans toute l'armée pour sa bravoure : il serait donc probablement des premiers aux postes où il y aurait honneur et péril.

Telles étaient les réflexions d'Albertine.

Madame de Groben envisageait les choses à un point de vue plus large. Elle avait un frère et plusieurs parents, tous militaires ; de proches parents de son mari seraient, elle le savait, dans l'armée prussienne : parmi eux se trouvaient deux neveux de Groben, ses pupilles, jeunes gens très-aimés de lui et de toute sa famille. Ses sympathies personnelles étaient toutes pour la France, mais elle savait combien Groben aimait encore son pays natal; elle ne pou it s'empêcher de le plaindre, lui et ses amis. Pour elle, la guerre qui allait commencer lui paraissait être une guerre fratricide, dont la seule pensée la faisait frissonner. Et son fils et Albertine étaient là devant elle ; ils allaient être séparés : quelles tortures pour ces enfants!

Il n'était ja nais venu à l'idée d'Ernest qu'il fût sur le point d'épouser la fille d'un étranger. Dans une ville comme Paris, la société est toujours plus ou moins cosmopolite. Il en fut surtout ainsi pendant les dernières années de l'empire, à la cour et dans le monde de la finance. Sauf leur nom, les Groben étaient tout à fait Français, et encore le nom pouvait-il être originaire de l'un de nos départements de l'Est. Quant aux goûts, aux habitudes, aux relations, on ne pouvait rien saisir chez eux qui rappelât l'Allemagne. Groben était, il est vrai, assez original ; mais ses excentricités semblaient appartenir à l'homme beaucoup plus qu'au type national. Il ne faisait jamais allusion à la Prusse d'une manière qui pût blesser les oreilles françaises les plus délicates. Et cependant les Français sont très-susceptibles sur le chapitre des étrangers et de tout ce qui vient de l'étranger.

Madame de Groben n'avait été qu'une seule fois à Berlin, et n'y avait fait qu'un très-court séjour. Albertine n'y était jamais allée. Ils parcoururent, comme tout le monde, les villes d'eaux de l'Allemagne. En leur voyant beaucoup de relations dans les deux pays, personne ne se demandait s'il étaient Français.

Cette question de nationalité apparut donc à Mirville comme un fait tout nouveau, quand, après quelques minutes d'un silence mortel, madame de Groben s'écria :

— Et mon pauvre mari qui est Prussien ! qu'allons-nous devenir ?

— Est-ce que papa ne pourrait pas se faire naturaliser ? demanda tout de suite Albertine.

— Assurément il le pourrait, je suis sûr qu'il le pourrait, dit Ernest.

— Mais il ne le voudrait pas, répliqua madame de Groben. Et ce sujet fut abandonné.

— Et quand croyez-vous que vous deviez partir ? demanda timidement Albertine revenant à ce qui dominait toutes ses pensées.

— Je ne puis le dire d'une manière positive, répliqua Ernest ; peut-être d'ici à huit ou dix jours.

— Sitôt que cela !

Puis ils se mirent à parler ensemble de la campagne qui allait s'ouvrir. Ils espéraient encore en la paix, sans oser se laisser aller entièrement à cet espoir. Enfin Ernest annonça qu'il devait se retirer.

La mère et la fille restèrent seules pour échanger les tristes pensées qu'une crise aussi inattendue leur suggérait, et tout le jour elles ne purent parler d'autre chose que de la guerre et de ce qui pouvait en résulter.

A dîner, M. de Groben vint les rejoindre. A une question de sa femme, il répondit que jamais la Prusse ne consentirait à faire la paix après ce qui s'était passé dans les Chambres françaises. Il paraissait sérieux et était plus taciturne que de coutume : ce fut pour tout le monde un triste repas.

Ils venaient de se lever de table quand on annonça une visite. C'était une famille prussienne qui habitait Paris et se composait du père, de la mère et de deux filles. Le cœur d'Albertine tressaillit à l'espoir qu'ils apportaient peut-être de meilleures nouvelles. M. de Fernbach était dans les affaires, et en position d'être au courant de tout. Mais c'était folie d'espérer des nouvelles meilleures, et elle ne pouvait qu'être désappointée.

Les deux hommes commencèrent tout de suite à parler de la guerre et de l'effet produit sur la Bourse. Elle vit qu'ils considéraient la guerre comme inévitable.

Marie Fernbach, la fille aînée, était une des intimes amies d'Albertine, et tout naturellement elles entamèrent aussi entre elles la grande question du jour : elles se trouvèrent d'un avis contraire. Jusqu'alors il n'avait jamais été question entre elles de nationalité différente ; aujourd'hui la question surgissait, et avec violence. Marie était une ardente patriote et vantait la supériorité des armées allemandes. Albertine était aussi convaincue que la victoire resterait à la France, et en appelait à l'avenir pour lui donner raison. A l'appui de sa thèse, elle invoquait le témoignage de son père.

Groben sourit et passa doucement la main sur la joue de sa fille ; elle devina qu'il y avait dans ce geste une allusion à Ernest, qui occupait sans cesse sa pensée ; elle rougit et ne dit plus rien.

Groben invita alors Marie, pour calmer son exaltation patriotique, à leur chanter quelques airs allemands, demande qui parut à Albertine être une politesse parfaitement inutile ; mais Marie, jetant un regard de malice sur son amie, s'empressa d'obéir, et bientôt, de sa riche voix de contralto, elle fit retentir le chant suivant :

DIE WACHT AM RHEIN.

Es braus't ein Ruf wie Donnerhall,
Wie Schwertgeklirr und Wogenprall :
Zum Rhein, zum Rhein, zum deutschen Rhein!
Wer will des Stromes Hüter sein?
Lieb' Vaterland, magst ruhig sein,
Fest steht und treu die Wacht am Rhein.

Durch Hunderttausend zückt es schnell,
Und Aller Augen blitzen hell :
Der deutsche Jüngling, fromm und stark,
Beschirmt die heil'ge Landesmark.
Lieb' Vaterland, magst ruhig sein,
Fest steht und treu die Wacht am Rhein.

Und ob mein Herz im Tode bricht,
Wirst du noch d'rum ein Wälscher nicht,
Reich, wie an Wasser deine Flut,
Ist Deutschland ja an Heldenblut.
Lieb' Vaterland, magst ruhig sein,
Fest steht und treu die Wacht am Rhein.

Ausblickt er in des Himmels Au'n,
Wo sel'ge Helden niederschau'n,
Und schwört mit stolzer Kampfeslust :
Du, Rhein, bleibst deutsch wie meine Brust!
Lieb' Vaterland, magst ruhig sein,
Fest steht und treu die Wacht am Rhein.

So lang'ein Tropfen Blut noch glüht,
Noch eine Faust den Degen zieht
Und noch ein Arm die Büchse spannt,
Betritt kein Feind hier deinen Strand.
Lieb' Vaterland, magst ruhig sein,
Fest steht und treu die Wacht am Rhein.

Der Schwur erschallt, die Woge rinnt,
Die Fahnen flattern hoch im Wind;
Zum Rhein, zum Rhein, zum deutschen Rhein!
Wir Alle wollen Hüter sein.
Lieb' Vaterland, magst ruhig sein,
Fest steht und treu die Wacht am Rhein (1).

Madame Fernbach et madame de Groben avaient toutes deux pris leur ouvrage et écoutaient en silence. Tout naturellement, cependant, madame de Groben fut assez blessée du choix de la romance de Marie. M. Fernbach fermait les yeux, et jouissait, en vrai Allemand, de la musique, et en vrai père, de la voix de sa fille. Groben, comme les autres, gardait le silence; mais chaque fois que le refrain revenait, il fredonnait à demi-voix :

« Fest steht und treu die Wacht am Rhein. »

Tout semblait se réunir pour mettre de toute manière à l'épreuve la patience d'Albertine. Mais quand elle entendit son père répéter ce refrain, elle ne put résister plus longtemps. Toute la romance lui semblait être une insulte à ses sentiments; depuis la première strophe elle s'était juré à elle-même que Marie ne serait plus son amie. Le rôle de son père lui parut être une

(1) Voir la traduction à la fin du volume.

cruauté s'ajoutant à une insulte. Quel changement en lui ! que voulait-il donc?

Avant la fin de la romance, Albertine s'était levée tout doucement et avait été se réfugier dans sa chambre. Là, du moins, les sons de *la Marseillaise* et du *Chant du départ*, qui se répétaient sur les boulevards, vinrent frapper son oreille. Elle écouta avidement et se sentit consolée.

Les chanteurs n'étaient pas très-habiles, et, hélas ! on distinguait bien des voix avinées ; mais peu importait, tout valait mieux en un pareil moment que *Die Wacht am Rhein.*

Ainsi finit le 15 juillet 1870 pour cette famille, dont le chef était Prussien, mais dont les autres membres étaient animés du plus ardent patriotisme.

V

PARIS A LA SUITE DU 15 JUILLET

Le jour qui suivit le message de M. de Gramont au Sénat, tous les sénateurs se rendirent en corps à Saint-Cloud pour féliciter l'empereur sur sa politique sage, patiente et toute patriotique. Ils furent reçus en grande pompe. *Pour ajouter à la solennité*, l'impératrice et le prince impérial étaient auprès de l'empereur.

C'était, de la part de la Chambre suprême, une manifestation officielle de dévouement et d'adhésion, et Napoléon III dut éprouver un profond sentiment d'orgueil quand il s'entendit récapituler tout ce qu'il avait fait et était sur le point de faire. Par l'entremise de son président, M. Rouher, le Sénat remerciait l'empereur d'avoir paisiblement attendu quatre ans pour déclarer la guerre à la Prusse. Pendant cet intervalle, dit-il, la France avait été à même d'organiser ses forces militaires sur une large échelle, et de porter au plus haut degré de perfection les conditions d'armement. « Grâce à vous, Sire, disait en terminant l'orateur, la France est prête. »

Avec quelle cruelle ironie les événements n'ont-ils pas commenté cette phrase !

L'empereur dut naturellement remercier de si solides admirateurs ; mais dans sa réponse se trouvèrent ces paroles mémorables qui prouvent bien que, s'il se faisait illusion sur l'état et les préparatifs de la France, il ne s'illusionnait pas sur la puissance de la Prusse :

« Nous sommes au moment de commencer une lutte sérieuse ; la France aura besoin du concours de tous ses enfants. »

La proclamation au peuple français, avant de quitter Paris, renfermait une appréciation semblable sur la Prusse ; et quand il s'adressa aux soldats devant Metz, il leur dit :

« Vous allez vous battre contre une des meilleures armées de l'Europe. La guerre qui commence aujourd'hui sera longue et difficile. »

Ce qui devra rester à jamais comme un sujet de profonde stupéfaction, dans l'histoire de cette époque, ce sont les sentiments exprimés par les ministres français et la ligne de conduite qu'ils ont suivie.

Ainsi, quand M. Picard proposa à la Chambre de réorganiser la garde nationale afin d'être prêt à tout événement, non-seulement Émile Ollivier combattit la proposition, mais le ministre de la guerre, le maréchal Lebœuf, fit cette solennelle déclaration :

« Les forces militaires du pays, y compris les troupes régulières et la mobile, sont suffisantes pour faire face à toutes les exigences. La France doit réserver tout ce qu'elle a de ressources en armes, munitions et argent, pour la portion la plus importante de son effectif. »

Telle était, d'une part, l'étrange confiance des ministres, et telle était, de l'autre, la répugnance que dans certains partis on éprouvait à voir rétablir la garde nationale.

Cependant les manifestations populaires en faveur de la guerre avaient continué dans Paris depuis le 15 juillet, et devenaient chaque jour plus générales et plus bruyantes. La nuit du 16 juillet, une foule immense, partie à pied, partie en voitures de toutes sortes, s'étouffait presque sur les boulevards, les uns criant et chantant, les autres se contentant du rôle de spectateurs. Il y avait longtemps que de tels cris enthousiastes de *Vive l'empereur!* n'avaient été entendus dans la capitale. Les chants patriotiques étaient entremêlés de cris énergiques de *A bas la Prusse! à bas Bismarck!* Mais, par dessus tous les autres, retentissaient les cris : *A Berlin! à Berlin!*

Les jours suivants, les manifestations de ce genre ne firent que s'accroître. Des bandes de jeunes gens se promenèrent dans les rues avec des drapeaux patriotiques, les maisons des boulevards illuminèrent comme pour un joyeux événement, et cependant la guerre n'avait pas encore été officiellement déclarée.

VI

DÉJEUNER CHEZ GROBEN

Malgré de longues années de séjour en France, et bien qu'il eût accepté la plupart des usages et des goûts parisiens, Groben conservait encore quelques habitudes que l'on pouvait appeler des habitudes allemandes.

Ainsi il déjeunait à neuf heures, au lieu de onze heures, et ce premier repas était long et solide. Madame de Groben s'était en partie conformée à ses goûts : c'est ainsi qu'elle avait adopté cette heure matinale pour le déjeuner.

Albertine avait naturellement accepté dès son enfance l'état de choses qu'elle trouva établi dans sa famille. Sa vivacité toute française avait été assez domptée pour lui permettre de rester assise à peu près une heure de suite devant la table du déjeuner, pendant que son père parcourait ses lettres et ses journaux, et de temps en temps en discutait le contenu.

C'était même pour elle une manière agréable d'acquérir une foule de notions générales sans se donner la peine de travailler par elle-même. Groben était un homme qui avait des connaissances très-vastes et très-variées, et un talent naturel pour exposer les choses de manière à les faire saisir facilement par ses auditeurs.

Le 20 juillet 1870, étant à déjeuner, il posa un journal sur la table et apprit à sa femme que la France avait officiellement déclaré la guerre à la Prusse.

— Ainsi donc, notre dernière lueur d'espoir est évanouie, répliqua-t-elle en levant les yeux au ciel.

— Oui, certainement, en admettant qu'on ait pu conserver quelque espérance, murmura-t-il d'un ton de bonhomie et tout en lisant pour lui-même.

A ce moment, Albertine oublia tout, excepté la triste certitude qui venait de se dresser devant elle, et joignant les mains elle s'écria, en proie à une émotion qu'elle ne pouvait plus dominer :

— Comment cela finira-t-il ? Mon père, ne pensez-vous pas que la France sera victorieuse ?

— Ma chère enfant, que puis-je te dire ? répondit-il.

— Mais vous souhaitez qu'elle le soit ? vous le souhaitez ? s'écria-t-elle.

Et, comme il ne répondait pas immédiatement, elle prit l'une de ses mains dans la sienne, et, posant l'autre main sur son épaule, elle le regarda fixement dans le blanc des yeux.

A cette muette interrogation, Groben répondit en plaçant son bras autour de sa taille ; mais il détourna le regard tout en disant avec tendresse :

« Ma chère fille ! »

— Père, ô mon père, s'écria-t-elle avec emportement et d'un ton presque solennel, nous sommes Français, Français par le sang ou par le cœur. Dans cette grande lutte, nous n'aurons qu'une pensée ?

Groben ne répondit pas. Il lisait ou faisait semblant de lire avec une profonde attention. Mais ses lèvres étaient agitées par un léger mouvement convulsif.

— Albertine, mon amour, dit tout bas la mère, tu oublies... Laisse ton père en repos... Tu oublies... et elle s'arrêta.

— Que je suis né à Berlin, dit tranquillement Groben, finissant la phrase de sa femme, tout en poursuivant des yeux la lecture de son journal. Tu ne dois pas cependant oublier, ma chère fille, et je dois encore moins le faire, que j'attends une grande fortune de mon oncle le Prussien. Je ne puis donc faire bon marché de mes droits de naissance.

— Mais maman est Française, moi je suis Française, Ernest est Français.

— Parfaitement vrai, répondit-il.

— Et vous avez vécu en France pendant de longues années; vous n'en savez même plus le compte, continua Albertine avec vivacité; et, pendant tout ce temps, vous avez mangé le pain de ce pays, vous avez accepté son hospitalité.

— Très-vrai, dit Groben.

— Mais alors vous lui devez de la reconnaissance, continua Albertine en s'échauffant de plus en plus. Votre cœur doit tout au moins être partagé, et s'il ne l'était pas...

— Eh bien, après, Albertine? lui demanda son père d'un ton grave.

— Je crois que je ne pourrais plus vous aimer autant. Je suis sûre que je ne le pourrais plus. Il me semble que vous ne seriez plus mon père. Je me sens Française de cœur et d'âme.

— Et tu ne te soucies en rien de ce qui arrivera à la Prusse, n'est-ce pas, ma fille? Toutes les femmes sont de même. La patrie de leur amant, le Dieu de leur amant! C'est la même chose dans le monde entier. Ne te tourmente pas de tout cela, Albertine. Je te donne carte blanche pour me haïr jusqu'à ce que la guerre soit terminée, mais pas plus longtemps, souviens-t'en bien.

— Ah! papa, vous croyez que je suis une enfant, que je pense comme une enfant, ou peut-être que toutes les femmes sont des enfants...

Mais avant qu'Albertine eût pu finir sa pensée, madame de Groben s'interposa timidement :

— La guerre sera-t-elle longue, selon vous?

Et comme il ne se pressait pas de répondre, Albertine lui cria violemment :

— Mais, papa, répondez donc.

— Eh bien, je crois que la guerre ne sera pas longue.

— Encore une question, continua-t-elle, un seul mot. Je sais que vous étudiez toujours les questions militaires. Vous devez être un bon juge. Quel pays, selon vous, sera victorieux? la France ou la Prusse?

— La Prusse.

Un profond silence suivit ce mot. Albertine baissa la tête et se cacha la figure entre les mains. Groben lui-même mit de côté son journal, et pour la première fois parut mal à son aise. Enfin madame de Groben reprit la conversation :

— Est-ce donc chez vous une conviction bien établie,

après mûres réflexions, ou n'est-ce qu'une opinion en l'air? Vous êtes intimement lié avec beaucoup d'officiers supérieurs de l'armée allemande, et, comme vous, ils sont en général aussi bien au courant des ressources des autres pays que de l'état du leur. J'ai donc une grande confiance en votre jugement, et, je dois l'avouer, cette confiance je l'ai bien contre mon gré, car je devine à peu près votre réponse. Et c'est si bien, pour nous tous, une question de vie ou de mort!

— C'est bien là le mot, répondit Groben. Nous touchons à une crise telle que le monde en a rarement vu. Je vous ai dit mon opinion très-positive, mûrie par la réflexion et basée sur une longue étude des faits. L'armée française n'est pas comparable à l'armée prussienne : elle est inférieure comme nombre et comme organisation. L'artillerie prussienne est aussi de beaucoup supérieure à l'artillerie française. Mais la France a en elle-même une confiance aveugle, et sa présomption sera sa ruine.

— La France ne peut pas être jamais conquise, s'écria Albertine en relevant la tête avec orgueil. Ernest m'a dit que l'armée était forte de 400,000 hommes.

— Une simple bagatelle, si on la compare aux armées allemandes. La Prusse mettra en ligne, en très-peu de temps, 1,200,000 hommes. Mais ne nous querellons pas encore, ma chère fille. Les Français peuvent, après tout, l'emporter, et, pour l'amour de toi et de ton fiancé, j'en serais bien aise.

— Tous nos amis reviennent en foule d'Allemagne, remarqua madame de Groben. Les Mervens et les Bonneuil ont quitté Bade précipitamment.

— Oui, mais pas encore assez vite, répondit son mari. Les communications par Kehl sont déjà interrompues. Ils auront à faire le tour par Bâle.

— Estelle m'écrit que c'est une véritable course vers Strasbourg. Toutes les gares environnantes sont encombrées de monde, il n'y a pas moyen de passer, et nombre de gens ne trouvent aucun moyen de transport, dit madame de Groben.

— Ceci, c'est le côté ridicule et grotesque des débuts de la guerre. Bientôt nous en verrons les tristes et dures réalités, observa M. de Groben.

— Papa, avez-vous lu le manifeste de la France à la confédération du Sud?

— Oui, ma fille.

— Vous voyez que la France déclare qu'elle ne fait pas la guerre à l'Allemagne, mais seulement à la Prusse. Elle promet de respecter les droits et l'indépendance de tous les autres États; elle annonce qu'elle n'a pris les armes que pour sa propre sûreté et pour maintenir l'équilibre européen. Ne pensez-vous pas que cette déclaration produira un bon effet en Bavière, dans le Wurtemberg, etc., et surtout dans le Hanovre?

— Ce manifeste n'aura que peu d'effet, si même il en a : en premier lieu, parce que la Prusse a donné des ordres sévères pour empêcher que ce document ne soit répandu; en second lieu, parce que toute l'Allemagne du Sud, j'ai là-dessus des renseignements précis, s'unira à la Prusse. La France n'aura pas un seul des alliés sur lesquels elle compte dans la Confédération du Sud.

— Albertine se mordit les lèvres et dit avec amertume :

— Eh bien! elle sera du moins soutenue par le dévouement enthousiaste de ses propres enfants. L'esprit de parti semble être aujourd'hui oublié. Les départements sont d'accord avec Paris. Il n'y a pas un journal, pas une lettre particulière qui n'apporte la nouvelle de quelque manifestation récente du sentiment patriotique.

— Pour cela, je te l'accorde, répliqua Groben, et je dois avouer que j'en suis surpris.

— Le patriotisme est inné en France, remarqua Albertine d'une voix grave; et ses paroles ainsi que le ton sur lequel elle les prononçait contrastaient d'une manière presque risible avec sa jeune et brillante beauté.

— Les Français sont une nation essentiellement belliqueuse et passionnée pour la guerre, continua Groben. Qu'on leur fasse respirer l'odeur de la poudre, et sur-le-champ ils sont fous d'enthousiasme. Toute guerre sera toujours populaire parmi eux. Notre empereur semble avoir signé dans ces derniers jours un nouveau bail avec son trône, et cependant je ne répondrais pas de lui s'il nous arrivait des revers.

— Cela fait du bien de réentendre ces cris passionnés de *Vive l'empereur!* comme nous les avons entendus dernièrement, dit madame de Groben, qui était impérialiste quand même.

— J'aimerais mieux entendre : *Vive la République!* s'écria Albertine. Mais peu importent les cris, pourvu que les intérêts de la France soient sauvegardés, Je me réjouis de voir l'enthousiasme se répandre dans un aussi grand nombre de départements. Perpignan, Nîmes, Tarbes, Nancy, Lille, Amiens, Dijon, le Havre, toutes ces villes ont eu leurs démonstrations patriotiques, des promenades aux flambeaux, avec des centaines de voix qui répétaient la *Marseillaise* et les *Girondins.*

Groben laissa paraître un imperceptible sourire.

— Et tu prends tout ce bruit, toutes ces fanfaronnades pour du patriotisme? Pour l'amour de la France, je souhaite que cela soit. Mais, mon enfant, à Paris et même dans les provinces, c'est la police qui organise tous ces déploiements d'enthousiasme, et qui ensuite les arrête quand ses dupes se laissent emporter trop loin.

— Oh! sûrement non! s'écria Albertine.

Groben se frotta les mains. Sa femme, un peu effrayée de la tournure que prenait la conversation, crut devoir intervenir :

— J'espère, mon amour, que tu ne deviens pas révolutionnaire?

— Non, non, maman, dit Albertine en souriant, ce n'est pas à craindre. Je suis assez mécontente de nos monarchies pour être plutôt républicaine, mais je ne suis pas révolutionnaire. Je ne deviendrai jamais une *rouge.* Et j'aime encore l'autel, sans pour cela me soucier du trône.

— Quelles distinctions subtiles! observa Groben. Voilà où en est la jeune France. Comme Ernest sans doute, n'est-ce pas, Albertine?

Ses belles joues fraîches devinrent pourpres, et elle répondit :

— Sans doute; mais il est tout dévoué à l'empereur.

— Bien sûr, jusqu'au premier changement. Les Français sont un peuple léger, — je parle seulement des hommes. Eh bien! Albertine, rappelle-toi ce que je vais te dire : Si cette guerre tourne malheureusement pour la France, tout le monde prendra l'empereur en exécration comme la cause de nos malheurs. Et cependant aujourd'hui nous n'avons qu'à ouvrir les yeux et les oreilles pour voir et pour entendre combien la guerre et l'empereur sont populaires dans toutes les classes. Quant aux officiers, y compris Ernest, ils sont tous fous de joie à l'idée d'entrer à Berlin. Les conférences militaires qui ont eu lieu l'hiver dernier au ministère de la guerre n'ont été faites que dans un seul but.

— Papa, vous semblez tout savoir. Je n'ai jamais entendu parler de ces conférences. A quel sujet en parlez-vous?

— Je te croyais au courant de toutes les questions militaires, dit Groben de son ton calme et un peu railleur. Mais j'oubliais qu'à ces conférences n'assistaient que des officiers supérieurs. Eh bien! le but, à n'en pas douter, était de se préparer à la guerre contre la Prusse.

— Naturellement, répliqua Albertine. Depuis Sadowa, pouvait-il en être autrement?

— Ah! dit madame de Groben, ç'a été la grande faute de l'empereur. Il aurait dû aider l'Autriche au moment propice.

Groben prit une prise de tabac et l'aspira lentement. C'était le signal ordinaire que le repas du matin et la conversation qui l'accompagnait étaient terminés.

Il ne dit plus un mot, mit pour un instant les journaux de côté, pendant qu'il pliait sa serviette, et se leva lentement.

Puis il ramassa tous ses papiers, fit un signe amical à sa femme et à sa fille et quitta la pièce.

VII

LE CABINET DE GROBEN. — COMMENTAIRES DE FAMILLE

Groben passait chaque jour une grande partie de son temps dans son cabinet, et y était très-occupé. Non-seulement il écrivait beaucoup de lettres et d'articles de journaux, mais encore il parcourait une quantité prodigieuse de journaux périodiques et quotidiens, et des missives de toute espèce. Il avait une faculté particulière pour parcourir ainsi une foule d'écrits.

C'eût été un travail de le suivre pendant qu'il se livrait à cette opération. D'un coup d'œil il savait ce que l'auteur et le sujet traité par lui méritaient d'attention, et cela sans s'inquiéter de la signature. Souvent sa figure expressive indiquait ce que valaient l'écrit et l'écrivain, mais ce n'était jamais que devant quelque ami intime que Groben laissait ainsi parler son visage : expression de figure et parole étaient absolument soumises à la volonté du maître.

Madame de Groben avait appris de bonne heure que sa présence n'était pas désirée dans le cabinet de son mari ; et le seul fait d'être dans cette pièce disait implicitement qu'il voulait être seul. Douce par caractère et sincèrement attachée à lui, elle s'était, sans se plaindre, soumise à ce caprice, et même cette sorte de prohibition tacite ne la frappa jamais comme quelque chose d'étrange.

Albertine avait été élevée dans un certain respect du *sanctum sanctorum* de son père : mais chez elle ce respect s'alliait à une curiosité de jeune fille. Elle savait qu'il recevait habituellement beaucoup de monde, des hommes, des femmes, qui, à certains jours, se succédaient en grand nombre dans son cabinet. Groben parlait quelquefois de ces visites, dans la conversation. Il avait parfois cité divers individus, comme lui apportant des renseignements pour ses correspondances de journaux ; pour d'autres, il les aidait, disait-il, à trouver un emploi, ou même il leur faisait directement la charité. Car Groben était un grand philanthrope : non pas, comme le savait très bien Albertine, par l'effet d'aucune idée religieuse, mais il était animé par un immense sentiment de fraternité universelle à l'égard de l'humanité, comme devait l'être tout bon franc-maçon.

Rien cependant n'expliquait pourquoi elle et sa mère étaient seules exclues de ce sanctuaire avec une telle persistance. Plus d'une fois, dans le cours de sa vie, sous prétexte d'une absolue nécessité, Albertine avait violé la consigne sacrée, mais chaque fois son père lui avait sévèrement défendu de retomber dans la même faute. Chaque fois aussi elle se sentait plus portée à la commettre encore, et le violent mécontentement de son père pour une semblable bagatelle lui raissait plus incompréhensible à mesure qu'elle prenait des années. S'il eût été un homme de science, donné dans une voie quelconque à des recherches abstraites, elle aurait pu comprendre que la solitude lui plût et lui fût même indispensable ; mais étant données les occupations de son père, elle se disait à elle-même, et répéta à sa mère, qu'il devait se passer quelque mystère dans ce cabinet.

Pendant l'hiver de 1870, peu de mois avant l'époque présente, Albertine avait pour la dernière fois pénétré dans ce cabinet, et ç'avait été pour elle une visite mémorable. Depuis lors les événements la lui avaient fait oublier, mais, par un singulier hasard, la conversation du matin, au déjeuner, la lui ramena dans l'esprit, avec toutes les circonstances qui l'avaient accompagnée. Une fois son père sorti de la salle, elle s'assit devant la table, la tête entre les mains, et médita sur tous les incidents de cette visite.

C'était au mois de février. Ernest venait de faire sa demande ; et sa mère et madame de Groben parlaient confidentiellement entre elles de cette grave question. Albertine, transportée de joie, les avait laissées à leurs discussions et s'était élancée chez son père pour lui annoncer cette grande nouvelle. Lui si bon et si tendre, entrerait certainement dans tous ses sentiments ; et oubliant les affaires et les défenses solennelles, oubliant tout, sauf Ernest et son bonheur, elle courut dans le cabinet de son père.

Il était à sa table, ayant devant lui des lettres et des notes de toutes formes, de toutes dimensions et de toutes couleurs. Albertine s'avança sans faire le moindre bruit, et, se jetant à son cou, lui avait dit l'heureuse nouvelle avant que Groben se fût aperçu de sa présence. Mais alors il la repoussa avec colère, lui ordonna de se retirer, et de ne pas revenir l'ennuyer de ses folies quand il était occupé.

La pauvre enfant sortit sans rien dire ; des larmes d'indignation coulaient de ses yeux, et elle jura que jamais, *non jamais*, elle ne remettrait les pieds dans cette horrible, dans cette abominable pièce.

Une fois sortie, elle se rappela cependant que Groben était en train de lire : involontairement ses yeux s'étaient arrêtés sur un petit billet placé devant lui, et, chose étrange, la signature — de la comtesse de Montrecour, — placée au bas du billet, lui revint à la mémoire. Et les mots qui précédaient immédiatement la signature étaient : *A bientôt d'autres nouvelles.* Elle avait, vu tout cela dans un brouillard, mais elle se rappela ensuite tous ces détails très-nettement ; qu'est-ce que cette dame avait donc à écrire à son père ?

Albertine connaissait l'aristocratique comtesse qui portait ce nom. Le mari de cette dame était un diplomate, et tous deux pouvaient être rencontrés parfois, mais rarement, dans le salon de madame de Groben.

A mesure que la colère tomba, la curiosité fut plus vivement excitée. Elle consulta sa mère.

La haute position de madame de Montrecour faisait rejeter l'idée qu'elle pût solliciter aucune faveur : c'était plutôt à elle à accorder sa protection. Elle n'était pas connue pour s'occuper par elle-même d'œuvres de charité. Le ton familier des derniers mots de ce billet était remarquable et frappa surtout madame de

Groben quand Albertine lui raconta son aventure.

L'épouse fut surprise et elle exprima vivement son étonnement. Comme cela arrive souvent en France, bien qu'elle aimât et estimât son mari, elle préférait de beaucoup sa fille. Albertine, beaucoup plus que lui, remplissait sa vie de tous les jours et de tous les instants.

La première idée qui vint à madame de Groben, idée toute naturelle, était de nature à ce qu'elle ne se souciât pas de la confier à sa fille : pouvait-il y avoir quelque attachement, ou même quelque innocente coquetterie, entre cette dame et son mari? Elle rejeta immédiatement cette idée comme une absurdité.

La dame était jeune, élégante et très-admirée dans le monde de la cour; le seul côté faible de sa brillante position était une fortune insuffisante pour faire face à la vie extravagante dans laquelle son mari et elle étaient lancés. Mais encore les fonctions, soit d'ambassadeur, soit de ministre, leur donnaient pour le moment de très-beaux revenus, et surtout leur assuraient un crédit considérable.

D'un autre côté, Groben, quoique riche, n'avait pas une position assez brillante pour flatter la vanité d'une femme. Et quant à l'homme en lui-même, sans être déplaisant, il n'avait pas les séductions d'un homme du monde. Enfin madame de Groben se croyait sûre, et avec raison, de la moralité de son mari.

Elle fit en un instant toutes ces réflexions et répondit à Albertine :

— Pour dire la vérité, je n'ai jamais pu bien comprendre ton père, et je ne le comprendrai jamais; tâcher d'y arriver est parfaitement inutile. Il a une foule de qualités admirables, mais sa vie de tous les jours est, même pour moi, lettre close.

Cet aveu avait beaucoup frappé Albertine, et elle remercia le ciel de ce qu'Ernest avait un caractère tout différent. Une vie d'expansion, de camaraderie, était ce qu'elle entrevoyait dans le mariage, et avec Ernest elle était sûre de la trouver. Son caractère gai et ouvert en était un gage certain.

—Papa est certainement très-étrange, dit-elle à la fin, comme conclusion de toutes ses réflexions et en relevant la tête.

—Est-ce donc à cela que tu penses depuis dix minutes? lui dit sa mère en souriant. J'ai eu le temps de lire toutes mes lettres jusqu'à la dernière.

—Vous souvenez-vous de quelle manière il m'a mise à la porte quand je suis allée lui annoncer mon mariage? et madame de Montreconr, vous rappelez-vous son billet?

—Oui, mais quel rapport vois-tu avec les questions d'aujourd'hui?

—C'est notre conversation du déjeuner avec papa qui m'a rappelé ces souvenirs. Pourquoi a-t-il des secrets en dehors de nous? Ne lui disons-nous pas tout ce qui peut avoir quelque importance?

—Il ne peut en être de même pour lui. Ton père, par ses diverses opérations charitables, se trouve être mis au courant de secrets de famille dont il ne serait pas délicat de parler.

—Mais je ne voudrais pas qu'il en parlât.

— On peut en dire autant pour les correspondances

de journaux. Il ne désire pas toujours que la part qu'il y prend soit connue, et c'est pourquoi, je le suppose, il a adopté l'habitude d'en parler rarement, même avec nous.

— C'est bien cela, s'écria Albertine, c'est bien ce que je supposais ; je me défie de tous les corespondants de journaux. Papa va écrire contre la France; vous voyez comme toutes ses sympathies sont pour la Prusse.

— Sur ce point je ne puis être de ton avis. Il a pour son pays les sentiments qu'un homme peut rarement oublier, qu'il doit même conserver; mais je ne crois pas que ses sympathies soient contre la France. Je suis sûre, au contraire, que ses sentiments les plus ardents sont avec nous. Comment pourrait-il en être autrement, mon enfant ? Réfléchis un instant.

— Non, non, maman, notre pays n'est pas le sien, notre armée n'est pas la sienne; n'avez-vous pas remarqué avec quelle emphase et quel plaisir il nous a parlé de la supériorité des Prussiens ?

— J'ai remarqué qu'il exprimait son opinion, mais je n'ai pas vu qu'il y trouvât du plaisir.

— Ah ! chère mère, soyez-en sûre, il est allé écrire ce qu'il sait sur l'insuffisance des ressources de la France, ou du moins ce qu'il suppose. Eh ! moi, je suis fiancée à un officier français ! Oui, il écrirait même les articles les plus nuisibles à la France. — Cette pensée me glace le sang, mon cœur se brise. — Mon père !

— Voyons, voyons, mon amour, ne te laisse pas aller à dire de telles folies. Tu rêves, et tu prends tes rêves pour la réalité.

— Savez-vous, maman, je crois que je puis maintenant vous expliquer ses rapports avec madame de Montrecour, dit Albertine. — La lumière semblait s'être faite tout à coup dans son esprit. — Je suis sûre qu'elle prend pour lui des renseignements. — Vous rappelez-vous ce qu'elle lui promettait?

— Oh! elle ne s'abaisserait pas à un pareil métier, et ton père encore moins.

— Je l'en crois capable. En y réfléchissant, il y a en elle quelque chose de faux. Elle fait trop de compliments. Ce qui m'étonne, c'est que papa puisse croire une femme aussi niaise.

Madame de Groben sourit.

— Peux-tu t'imaginer un seul instant que ton père se laisse facilement duper et qu'il prenne ses informations auprès des dames de la cour? Un homme aussi intelligent et aussi pénétrant que lui va certainement au fond des choses et ne croit à un renseignement qu'après l'avoir examiné et épluché par lui-même.

— Si cela est, pourquoi a-t-il été si en colère? mon mariage lui convenait. Pourquoi lui écrirait-elle aussi familièrement? Ces correspondances de journaux sont une vilaine besogne : il faut que les colonnes soient remplies d'une manière ou d'une autre.

— Tu me parais décidée à voir les choses en mal, remarqua madame de Groben d'un ton un peu sévère.

— Je donnerais tout au monde pour passer ma matinée dans le cabinet de papa, s'écria Albertine, afin de voir et d'entendre tout ce qui s'y passe.

Et cela l'aurait peut-être intéressée encore plus qu'elle ne se l'imaginait.

VIII

LES VISITES CHEZ GROBEN

Le matin en question, Groben venait à peine de s'asseoir devant son bureau, quand un coup léger fut frappé à sa porte.

— Entrez ! répondit-il à haute voix, et immédiatement son homme de confiance, son factotum, pénétra dans son cabinet.

Schneider était un grand et beau jeune homme, à figure agréable, qui avait les mains blanches et tous les dehors d'un gentleman. Quelques personnes s'étonnaient bien de voir un homme âgé de moins de trente ans, et qui paraissait bien élevé, employer son temps à se promener et à faire des rapports sur ce qui se passait sous ses yeux. Mais à ceux que cela paraissait intéresser, Groben expliquait que Schneider était d'une santé délicate, qu'il n'avait par lui-même que peu de chose pour vivre, que les fonctions qu'il lui avait confiées étaient faciles à remplir, et que lui Groben faisait quelques avances au pauvre garçon en échange du temps qu'il lui prenait.

— Eh bien, s'écria Groben, quelles nouvelles par le télégraphe ?

— La nouvelle de la guerre avec la France a été reçue avec enthousiasme par le Rheichstag ; la Chambre tout entière s'est levée et a poussé en chœur de longs cris d'applaudissements.

— Parfait ! s'écria Groben, qui parut éprouver un vrai soulagement ; je craignais qu'il n'y eût pas unanimité.

— Ne vous inquiétez plus à ce sujet. Les manifestations commençaient aussi dans les rues, et l'on s'attendait à les voir s'étendre de la capitale aux provinces.

— Cela s'accorde tout à fait avec les sentiments qui ont été exprimés au moment du retour du roi à Berlin, dit Groben.

— C'était un splendide spectacle, observa Schneider : tout un peuple, on peut le dire, assemblé en face du palais pour témoigner de la joie nationale ! Quelle différence entre cette sérieuse ardeur de nos Allemands réfléchis et les folles criailleries des Parisiens !

Groben sourit tranquillement.

— Savez-vous, dit-il, que pendant qu'ils bavardaient encore dans les Chambres, nos uhlans étaient déjà sur la frontière ?

— Cela ne m'étonne pas, répondit Schneider.

— Les journaux de Paris ne se trompaient pas quand ils disaient que la Prusse était depuis longtemps prête, et qu'elle n'avait qu'un but : traîner les négociations en longueur encore quelques jours, pendant qu'elle prenait ses dernières dispositions.

— La gauche est à peu près arrivée à faire nos propres affaires, dit Schneider en riant.

— Oui, Kératry a été le seul parmi eux à voir un peu plus clair. Mais le fait est que nous sommes presque complétement prêts, tandis que les Français, *mein*

Gott! les Français ! Et Groben termina sa pensée en levant les mains au ciel d'un air de pitié et de moquerie.

— Vous prévoyez de grands désastres?

— L'anéantissement, ou à peu de choses près. L'armée, sur le papier, est, Dieu sait, bien peu nombreuse; mais le nombre réel des hommes est encore bien au-dessous des chiffres annoncés. Le département de l'intendance est dans le plus grand désordre : les hommes seront morts de faim avant d'arriver sur le champ de bataille.

— Et chez nous, au contraire, tout est parfaitement organisé. Quand croyez-vous que nous soyons en état de prendre l'offensive ? demanda Schneider.

Groben appuya ses doigts sur ses lèvres minces, comme s'il cherchait à retenir un sourire de satisfaction. Au bout d'un instant, il répondit :

— C'est fait, ou à peu près.

— Quoi ! la Prusse aurait déjà mis en ligne toutes ses forces !

— C'est si près d'être fait que je puis, presque en toute vérité, répondre oui. En réalité, la mobilisation de l'armée a été commencée il y a dix jours. J'ai télégraphié le 6 à Berlin, et les préparatifs ont commencé immédiatement. L'armée active est toute prête, et les hommes de la première réserve ont reçu l'ordre de se tenir prêts aussi. Vous connaissez notre admirable organisation ?

— Pas complétement, mais à peu près; je crois que depuis la guerre avec l'Autriche, Bismark a introduit plusieurs changements dans le service, n'est-ce pas vrai?

— C'est vrai; mais le coup de maître de sa politique depuis l'humiliation de l'Autriche a consisté dans les traités secrets qu'il a forcé les États de la Confédération du Sud à conclure avec la Prusse. Il les a obligés à adopter notre organisation militaire et à s'engager, en cas de guerre, à marcher avec nous, en laissant à la Prusse le commandement de leurs armées.

— Un vasselage parfait, observa Schneider.

— Pas autre chose. Aujourd'hui nous allons voir le système fonctionner admirablement contre la France. Et cependant, malgré ce qui a transpiré de ces traités, le gouvernement français rêve encore de pousser nos frères du Sud à s'allier avec lui contre nous! Bismark a fait de son mieux pour alléger les charges et nous gagner autant que possible les sympathies des provinces nouvellement annexées. C'est ainsi que la durée du service militaire a été réduite à douze années, y compris le temps du service actif dans l'armée régulière et le service moins actif dans la landwehr.

— Notre chancelier est un homme admirable, en vérité : à lui seul il vaut une armée. Nous ne serons jamais embarrassés, puisque, chez nous, à peu près tous les hommes propres au service sont soldats.

— Tout homme doit au pays douze ans de sa vie. De ces douze années trois sont faites dans l'armée active, quatre dans la réserve, et les cinq dernières dans la landwehr.

— J'appartiens, dit Schneider, à la première réserve, mais je n'ai pas été rappelé.

— Vous l'étiez : voyez ! — et Groben lui tendit un papier ; — mais ce n'est qu'une simple formalité. Vous êtes trop utile ici, et vous rendez plus de services à la Prusse en restant ici que vous ne le feriez à la frontière.

— Je n'hésiterais pas à reprendre mon fusil. N'est-ce pas étrange que nous ne puissions jamais arriver à aimer ces Français ?

— Cependant, si les choses deviennent sérieuses, continua Groben sans répondre à sa remarque, attendez-vous à être rappelé ; car, en réalité, vous le savez, la réserve constitue la véritable force de l'armée prussienne. C'est là que l'on trouve les soldats aguerris et les mieux exercés.

— Si ma santé était bonne, je ne demanderais qu'à partir ; mais, souffrant comme je le suis, je voudrais être dans la landwehr. Dans un an j'appartiendrai à cette classe.

— Ne comptez pas là-dessus pour le moment. Ne savez-vous pas que notre illustre Bismarck a fait des merveilles pour fusionner adroitement la landwehr et les réserves ? Pendant la dernière année, les officiers des deux corps ont été changés de telle manière, que les soldats de ces deux catégories sont tous habitués à obéir sans distinction aux uns comme aux autres. En réalité, les deux corps n'en forment plus qu'un seul. Cette transformation est peu connue en France, et, sans aucun doute, prépare *à la grande nation* quelques petites surprises, dit Groben en accentuant ces derniers mots, et un hideux sourire se montra sur ses lèvres.

— Vous voulez dire que d'immenses armées seront bien vite rassemblées, demanda Schneider.

— C'est justement cela. Soyez bien sûr que la forêt Noire sera inondée de soldats avant que la France ait réuni sa poignée d'hommes sur la frontière.

Schneider fit un signe de satisfaction et ajouta :

— Benedetti doit faire une singulière figure.

— Les Français ne sont pas sérieux comme nous, mais en général ils sont pénétrants. Benedetti n'est ni l'un ni l'autre : il a été complétement aveugle.

Schneider demanda alors :

— Quels ordres pour aujourd'hui ?

— La Chambre et les boulevards d'abord. Nous n'avons plus l'ennui de surveiller le Sénat : heureusement, car c'était ordinairement du temps perdu. Prenez un rapide aperçu du Corps législatif : cela suffira. Le temps des questions importantes est passé, et bientôt de ce côté aussi nous n'aurons plus qu'à nous reposer.

— Vous ne pensez pas que la gauche oblige le gouvernement à décréter la permanence de l'Assemblée ?

— Certainement non. Je voudrais qu'ils le fissent. Mais, pour le quart d'heure, la guerre est un coup mortel porté au parti révolutionnaire. Voyez, comme d'ordinaire, ce qui se passe sur les boulevards et dans les principaux cafés. Ne négligez pas d'entrer en conversation avec les uns et les autres, si cela vous paraît utile. Il y a encore à chercher un nouveau mode de correspondance, et nous aurons tous deux à apprendre ce langage.

— Vous voulez dire un langage tel qu'une phrase signifie toute autre chose que ce qu'elle semble dire, afin de tromper l'ennemi si nos lettres sont ouvertes? demanda le jeune homme.

— Oui. Dans ce but, on imprime en ce moment une espèce de petit dictionnaire. Voyez s'il est fini, et apportez-le-moi. Une dernière recommandation. Je vous en supplie, mon cher garçon, ne négligez pas votre toilette. Ce matin, il y a dans votre personne quelque chose de déplaisant.

— Ce sont peut-être mes cheveux, dit Schneider en riant. Je me suis habillé à la hâte. Il n'est pas toujours facile de rester entre les deux extrêmes que j'ai à éviter, de paraître tout à fait gentleman ou de ne pas être assez bien mis.

— Bien, bien, faites de votre mieux, et vous réussirez, comme pour le reste, répondit Groben. Et Schneider se retira.

Plusieurs personnes attendaient dans l'antichambre, l'une d'elles entra. C'était son tour. Le nouveau visiteur de Groben était encore un jeune homme; mais il n'avait pas une aussi bonne tournure et n'était pas aussi soigné dans sa tenue que Schneider, tout en ayant certaines apparences d'un homme comme il faut. Son extérieur était déplaisant et disgracié : il louchait d'un œil et de l'autre regardait en dessous; sa barbe et ses cheveux longs et touffus étaient d'un rouge incertain, ce qui donnait une sombre expression à sa figure blafarde. Tout dans cet homme respirait la dissipation et la débauche; mais en même temps il avait l'air vif et intelligent. Sa taille, quoique petite et quelque peu épaisse, était bien prise. Il paraissait âgé de vingt-cinq ans environ.

Groben l'examina avec une certaine curiosité, car c'était un nouveau visiteur.

— Ai-je déjà eu le plaisir de vous voir avant ce jour? demanda-t-il.

— Non, monsieur.

— Puis-je vous demander votre nom?

— Ludwig de Reinwald.

— Un grand nom, remarqua Groben en le regardant de nouveau pendant une seconde avec beaucoup d'attention. Serait-ce votre père que j'ai connu, le comte de Reinwald, autrefois chambellan du dernier roi, et ensuite disgracié, nous n'avons pas su pourquoi?

— C'était mon père, répondit le jeune homme d'un ton brutal, bien que sa voix trahît quelque peu d'émotion.

— Permettez, continua Groben comme s'il réfléchissait et en croisant ses doigts, le comte avait un fils, à ce qu'il me semble, qui passait pour être un assez triste sujet, un viveur, un dissipateur. Son nom était...

— Ludwig, monsieur, et c'est moi qui suis ce fils, dit le jeune homme en fixant sur Groben un regard hardi et pénétrant.

— Et vous venez dans le but...?

— De vous demander assistance, dit Ludwig avec calme.

— En quoi puis-je vous être utile? demanda Groben en le regardant fixement comme s'il eût voulu lire dans son âme.

— Je ne sais, répliqua Reinwald; mais je suis prêt à tout faire. Mon père est mort. J'ai mangé tout ce que j'avais. Mon oncle ne fera rien pour moi, et je ne voudrais rien de lui. J'ai faim et soif, et je suis fatigué de la misère. Je ferai n'importe quoi.

L'œil de Groben parcourut encore une fois le visage de son interlocuteur, puis il laissa tomber sa tête entre ses mains et appuya ses coudes sur son bureau. Après quelques instants consacrés à cette muette méditation, Groben, sans changer de posture, releva un peu la tête en s'appuyant sur son menton, et dit au jeune homme en le regardant :

— Parlez-vous français?

— Parfaitement bien.

— Si le but était grand et élevé, accepteriez-vous des occupations manuelles?

— Oui, répondit Reinwald sans hésiter.

— Êtes-vous homme d'honneur?

— On dit que les voleurs ont de l'honneur entre eux.

— Je ne plaisante pas, jeune homme, dit froidement Groben, et son regard perçant s'arrêtait en plein sur le solliciteur.

— Je puis être fidèle à un ami, si c'est là ce que vous voulez dire, répondit Reinwald, qui n'était nullement intimidé, et, voyant que Groben ne parlait pas et continuait à étudier son visage, il ajouta d'un ton à moitié irrité : — Voulez-vous faire de moi un voleur ou un assassin?

— Ni l'un ni l'autre, dit enfin Groben avec un de ses sourires calmes. Mais vous comprenez, je le suppose, que je dois connaître un homme avant de le recommander ou de l'employer moi-même.

— Expliquez-vous plus clairement.

— Mon langage est clair. Est-ce que je parle par énigmes? dit Groben de son ton froid et calme.

— Je ne savais pas qu'il vous fallût des lettres d'introduction, dit Ludwig. Je n'en ai pas à vous présenter, et il se leva pour partir.

— Arrêtez, dit Groben. Ne pouvez-vous rien me dire qui me prouve votre identité ou mieux encore qui vous lie à moi? Vous m'intéressez, jeune homme, et je voudrais vous être utile ; mais...

— Il faut que vous m'ayez pieds et poings liés en votre pouvoir. Est-ce bien cela? Vous ai-je compris maintenant? dit Ludwig avec amertume.

Groben leva les épaules et dit avec politesse :

— Vous êtes entièrement libre, monsieur de Reinwald. Je ne cours nullement après vos confidences.

— La pauvreté n'est jamais libre, répliqua Ludwig, et l'intérêt fait de nous tous des esclaves. Aussi bien en grossirai-je le nombre. Après quelques secondes de réflexion, il continua : — Un jour, durant ma première jeunesse, j'ai commis un crime, qui, s'il était connu, me couvrirait de honte. Il n'a jamais été découvert. Je me suis repenti et j'ai réparé. Mais, si vous le voulez, je vous apporterai la preuve de ce crime. Vous me tiendrez de la sorte en votre pouvoir. Cela vous va-t-il? dit Ludwig en levant les yeux sur Groben et lui lançant un regard tout à la fois de défi et de mépris.

— Jeune homme, vous avez un caractère bien trempé, et je vois qu'il y a du bon en vous. Puis il ajouta à demi-voix : — Peut-être pourrais-je ne pas exiger de vous autant que vous le supposez. Ne me dites rien en ce moment. Je vous mettrai d'abord à l'épreuve. Eh bien! avec votre résolution d'accepter toute espèce d'emploi, consentiriez-vous à être valet?

Reinwald rougit de colère, et d'un ton de sarcasme répondit :

— Vous vous moquez de moi !

Groben prit une plume et se mit à écrire comme s'il n'y avait personne dans la chambre. Reinwald le regardait, et attendit d'abord avec patience, puis il finit par s'emporter: mais il n'obtint ni un mot ni un regard de la part de Groben, et l'on n'entendait que le son de la plume qui allait, allait, toujours grattant sur le papier.

A la fin, Reinwald s'écria :

— Ma résolution est prise; je serai valet, puisque la fortune le veut ainsi. Puis, sur un ton plus gai, il ajouta:

— J'espère, du moins, que ce sera à la cour; peut-être au service de quelque belle dame, ou chargé de quelque mission d'importance.

Groben le regarda et sourit sans parler.

Puis il prit une feuille de papier à lettre, y écrivit quelques lignes, mit le papier dans une enveloppe, qu'il cacheta, écrivit l'adresse et la tendit à Reinwald.

— Voici, jeune homme; portez cela à son adresse et faites-moi connaître le résultat.

Reinwald s'empressa de lire la suscription. Un sourire de plaisir qui éclaira son visage en dissipa presque la laideur.

— Merci de tout mon cœur, dit-il en prenant la main de Groben.

Groben lui rendit sa poignée de main et lui dit demi-voix :

— Il y aura de l'or... Vous me comprenez.

Le départ de Reinwald fut suivi de l'entrée de divers autres visiteurs, qui se succédèrent assez vite. L'un était un reporter de journal, qui vint se plaindre de ce qu'un récit erroné avait été fait par Groben, et de ce que son nom, à lui reporter, y avait été mêlé ; un autre était un gentleman qui cherchait une place dans un ministère quelconque ; un troisième était un ami qui apportait à Groben des nouvelles pour la *Gazette de Berlin;* puis vint une dame qui avait entendu parler de la bienveillance de Groben, et lui demandait de la placer comme gouvernante dans une famille prussienne ou allemande pour qu'elle pût apprendre la langue ; un père chargé de six enfants, tout à coup gêné dans sa position, demandait une bourse dans un collége pour son fils aîné ; une veuve, désireuse d'obtenir un bureau de tabac, avait appris l'alliance prochaine entre les familles Groben et de Mirville, et espérait que Groben voudrait bien faire parler d'elle à l'impératrice.

Albertine aurait trouvé tout à la fois du plaisir et de l'intérêt à voir la foule qui se succéda dans le cabinet de son père. Au moment où elle descendit avec sa mère et se dirigea vers la porte cochère, un monsieur qui venait de descendre par un autre escalier et était sur le point de sortir se recula et leur tint la porte ouverte pour les laisser passer. Albertine le remercia de sa politesse par un léger salut et jeta les yeux sur lui. Dès qu'elles furent dans la rue, elle dit tout bas à sa mère :

— Voilà l'individu le plus laid que j'aie jamais vu ; il a l'air d'un scélérat. Je crois vraiment qu'il sortait du cabinet de papa. En tout cas, c'était son escalier.

Ludwig de Reinwald s'aperçut qu'elle parlait tout bas, et resta convaincu que sous ses haillons elle avait deviné un homme comme il faut.

Groben avait deux entrées à son appartement : l'une qui communiquait avac les pièces occupées par sa famille, et l'autre qui ouvrait sur un escalier particulier. C'était par cet escalier que sortaient ordinairement les visiteurs, et c'était aussi par là que passaient en venant beaucoup de personnes.

Après avoir reçu avec courtoisie les divers visiteurs que nous avons mentionnés, Groben se mit au travail, et put sans être interrompu y consacrer plusieurs heures. Il aurait été difficile de dire laquelle de ses occupations il préférait : il se livrait à toutes à tour de rôle avec l'énergie d'un homme ardent et paraissait y trouver de vives jouissances.

Bientôt un léger coup fut frappé à sa porte, accompagné du bruit spécial produit par le frou-frou de la soie.

IX

UNE DAME MYSTÉRIEUSE

Groben se retourna pour voir l'effet produit par son invitation d'entrer, et en apercevant une dame qui était restée devant la porte, il se leva très-vite, s'avança vers elle, et tout en la saluant profondément appuya avec respect les lèvres sur l'extrémité de ses doigts ;

puis il la conduisit vers un fauteuil qui était placé près de son bureau.

—Madame la comtesse, vous savez que j'étais à vos ordres.

Elle inclina la tête en signe d'assentiment et d'un air légèrement hautain ; mais son sourire était affable, et ce fut d'un ton très-doux et en même temps très-bas qu'elle répondit :

— Monsieur de Groben s'est montré si obligeant que je n'hésiterais pas à abuser de sa bonté si cela était nécessaire. Mais la vérité est que j'ai mieux aimé venir moi-même, quoique je fasse rarement de semblables escapades — et seulement dans des cas pressants et indispensables, ajouta-t-elle d'un ton enjoué.

— Je me serais rendu chez vous avec plaisir et à n'importe quelle heure.

— J'en suis très-sûre; mais votre visite à l'hôtel eût peut-être attiré l'attention, et notre entretien aurait été moins intime.

L'interlocutrice de Groben était une femme assez jolie, quoique un peu trop forte pour sa taille. Ses yeux noirs étaient bordés de cils encore plus noirs, et ses cheveux de la même couleur étaient relevés sur son beau front, et retombaient gracieusement en formant une foule de petits tire-bouchons ondulés. C'était une coiffure assez originale, quelque peu évaporée, et qui était très à la mode depuis un an parmi les grandes dames de Paris : du reste, ce genre de coquetterie allait parfaitement avec un nez légèrement retroussé et l'air piquant de toute sa physionomie. Comme pour prévenir les interprétations malveillantes des mauvaises langues, le costume de cette dame, quoique de très-bon goût et à la dernière mode, était on ne peut plus simple de coupe et de couleur. Elle portait une robe de barége noir jetée sur un jupon de soie de la même couleur; et le tulle blanc qui entourait la tête se perdait au milieu d'un bouillonné de dentelles noires.

Le charme tout particulier de cette dame était dans la voix, qui était d'une extrême douceur et pouvait devenir très-tendre; et elle savait parfaitement s'en servir. Ce petit instrument qu'on appelle la voix peut jouer un grand rôle, et il est à la fois capable de faire beaucoup de bien ou beaucoup de mal.

Madame de Groben, en croyant à la moralité parfaite le son mari, était tout à fait dans le vrai, mais dans les eules limites que les femmes sont habituées à donner la moralité. Après que la jeune dame qui lui rendait lors visite eut pendant quelque temps causé de choses t d'autres avec sa voix si douce, il n'en est pas moins rai que le vieux et rude Groben, ce mari sans tache, tait frissonnant sous le charme de cet organe enchaneur. Les femmes jalouses et délicates en pareilles maières feraient donc bien d'empêcher, si elles le peuvent, es entrevues intimes entre leurs maris et les syrènes la voix séduisante.

La dame connaissait tous ses avantages. Elle savait ue Groben, avec sa figure pénétrante d'homme d'afires, avait les oreilles d'un Allemand, et était sensible ux charmes de la musique.

Après un instant d'arrêt dans la conversation, voyant u'il gardait le silence, elle reprit sur un ton devenu bitement sérieux :

— Vous parlerai-je maintenant du sujet particulier qui m'amène?

— Oui, dit-il, j'attends vos communications; puis-je vous servir à quelque chose?

— Toujours bienveillant, monsieur de Groben. Vous pouvez me rendre un grand service. Nous allons en parler tout à l'heure. Voyons d'abord si de mon côté je puis vous être de quelque utilité.

— Vous dites toujours les choses d'une manière si charmante, dit Groben, que vous leur donnez un nouvel aspect.

Elle sourit.

— Voilà un compliment à bout portant. Maintenant que lés questions deviennent si sérieuses, je tremble d'être bien incapable. Par exemple, puis-je vous parler de l'armée?

— Mais sans doute.

— J'aurai bien peu de chance de vous apprendre rien de nouveau.

— Essayons, dit Groben : nous nous corrigerons mutuellement si nos renseignements sont erronés.

— Vous plaisantez, dit-elle en souriant : eh bien! pour commencer par des chiffres et des chiffres tout secs : sur le papier on compte 400 000 hommes, et, de fait, il n'y en a que 250 000.

— Bravo, comtesse, c'est tout à fait exact. Et même ces 250 000 hommes ne seront pas prêts, je crois, avant le 1er août.

— Vous pouvez dire le 8, s'écria-t-elle avec empressement : je tiens le fait d'une source certaine.

— C'est de la plus haute importance, dit Groben d'un air réfléchi. En êtes-vous parfaitement sûre?

— Parfaitement sûre, répondit-elle.

Groben se frotta les mains et ajouta :

— Et le commandement en chef, qui le prendra?

— Le plus haut personnage de l'État.

— Ce ne sera pas Bazaine? vous en êtes sûre? ajouta-t-il d'un ton insouciant.

— Non : le nom de Bazaine avait été d'abord mis en avant, mais on l'a repoussé. Bazaine a refusé de servir sous les ordres de Lebœuf et a même fait beaucoup d'objections contre l'empereur : à la fin, on lui a fait entendre raison.

— Bazaine est ambitieux et voudrait être à la tête de tout, observa Groben.

— Oui, dit la dame en riant; mais je crois que tous nos généraux en sont là.

— Ainsi l'empereur se met positivement en campagne.

— Il va s'y mettre, et le jeune prince part avec lui, à la grande désolation, dit-on, de notre pauvre impératrice.

— Il a tort, dit Groben, il devrait rester à Paris.

— Je ne suis pas de cet avis, dit la dame. Il n'y a pas de souverain français qui pourrait conserver le moindre prestige aux yeux de la nation française en restant tranquillement dans sa capitale pendant qu'une guerre sérieuse se ferait à la frontière.

— Vous avez raison, dit Groben, mais d'un autre côté il est vieux et malade; il paraîtra à son désavanlage, et pendant ce temps nous aurons à Paris une révolution.

La dame leva les épaules.

— Un peu plus tôt, un peu plus tard, je le suppose. Vous ne ferez pas d'objection à ce que ce soit un peu plus tôt.

Groben sourit.

— Et Lebœuf? demanda-t-il.

— Lébœuf sera peut-être général en chef de nom; c'est une question encore en discussion. Mais l'empereur gardera la direction réelle de toutes les opérations militaires.

— Il y a eu conseil ce matin. Pouvez-vous m'en dire le résultat?

— Oui, dit-elle, je puis vous le dire. Mais cela serait peut-être une trahison trop positive. Et vous savez que j'ai des scrupules patriotiques.

— Les questions qui y ont été traitées étaient-elles donc d'une grande importance?

— Il s'agissait du plan de camp gne. Je ne sais pas ce qui a été résolu à ce sujet. J'ai su seulement quelles directions seront données aux divers corps d'armée. Mais si je vous en disais tant que cela, ne serait-ce pas trop servir la Prusse? Vous savez que mes sympathies sont partagées.

— Je sais que vous devez être plus d'à moitié Prussienne, dit doucement Groben.

— Parce que ma mère était Prussienne; c'est ce que vous me répétez toujours, et aussi parce que j'ai passé plusieurs années de ma jeunesse n Allemagne. Mais enfin j'ai épousé un Français.

Groben salua.

— Je n'ai pas l'honneur de connaître beaucoup M. le comte, dit-il. Tout naturellement il est patriote, et sans nul doute dévoué à la dynastie.

— Voulez-vous dire que ces sentiments doivent se combattre ? demanda la dame avec une vive appréhension.

— Ce n'est pas ce que je veux dire, répondit Groben, mais votre esprit pénétrant va au devant de ma pensée. Quand un pays est divisé entre beaucoup de partis, comme c'est le cas en France, il est souvent difficile de savoir de quel côté est le patriotisme.

— Mon mari est jeune, et ses meilleures années se sont passées au service de Napoléon III.

— Une excellente raison pour être dévoué à la dynastie, observa Groben. Le comte retournera-t-il sous peu à Vienne ?

— Très-prochainement, dit-elle, et, en réalité, c'est notre départ précipité qui m'amène ici. Elle baissa la voix et ajouta d'un ton confidentiel : — Vous savez combien mon mari est oublieux — et — vous comprenez ?

— Parfaitement, dit Groben... De mon côté, j'ai aussi un compte à régler avec vous, une communication écrite à vous faire. Et ouvrant un tiroir, il en tira un chèque sur lequel il écrivit quelques mots. Tenant alors ce papier à la main, il continua d'un ton indifférent. — Vous disiez donc que les différents corps ?...

— Ce renseignement sera-t-il très-utile à la Prusse ? dit la dame légèrement émue. Dites-le-moi franchement, monsieur de Groben.

— Ce renseignement n'a aucune importance au point de vue militaire, répondit-il immédiatement. Mais quand je puis être le premier à envoyer des nouvelles exactes; mon crédit en est consolidé : c'est un service personnel que vous me rendez.

— Je suis enchantée d'être à même de vous obliger, répondit-elle en baissant la voix de telle sorte qu'elle en arriva à parler tout bas, et en même temps ses yeux ne quittaient pas le papier que tenait Groben.

Il salua, sourit, et elle continua :

— L'armée sera divisée en cinq corps disséminés le long de la frontière, sans compter le corps de réserve qui est en formation à Châlons, sous les ordres de Canrobert, et la garde impériale qui sera dirigée sur Nancy et Belfort.

— Et vous souvenez-vous sur quels points de la frontière ces cinq armées devront se concentrer, et par qui elles seront commandées? Ou bien ces minutieux détails ont-ils échappé à vos brillantes facultés?

— Pas le moins du monde. Le premier corps sera à Strasbourg sous les ordres de Mac-Mahon; le second, à Saint-Avold, sous les ordres de Frossard; le troisième, à Metz, sous les ordres de Bazaine; le quatrième, à Thionville, sous les ordres de Ladmirault; et le cinquième, à Bitsche, sous les ordres de Failly.

— En vérité, madame la comtesse, vous avez une mémoire prodigieuse, s'écria de Groben, et sa figure exprimait une profonde admiration. Dans son enthousiasme il posa ses doigts amaigris sur la petite main dodue et bien gantée de la comtesse et laissa échapper le papier qu'il tenait.

— Faisons un échange, monsieur de Groben, lui dit-elle avec un doux sourire, et elle tira de son gant un petit papier plié avec soin. Sur cette feuille vous trouverez notés le nombre des divisions de chaque corps et leurs compositions respectives. Je suis en général très exacte ; mais en ce cas j'ai craint de trop m'en rapporter à mes souvenirs. Ces renseignements m'arrivent tout frais, vous savez de qui : une partie lui a échappé, et le reste, je le lui ai arraché en le questionnant adroitement.

— Vous êtes vraiment trop bonne de prendre tant de peine, interrompit Groben.

Elle continua. — Le tout m'a été confirmé par mon mari, qui ne pouvait pas s'étonner de mon désir bien naturel d'être au courant de tout. J'ai écrit tout de suite à votre intention. Vous pouvez donc compter absolument sur l'exactitude et la précision de mes informations. Du reste, ajouta-t-elle en revenant au ton de gaieté qui lui était le plus naturel et en montrant ses jolies petites dents blanches, je puis, de mémoire, vous faire l'addition : il y a vingt-trois divisions d'infanterie et sept de cavalerie qui entrent à la fois en campagne, — et les réserves comprennent cent quatre-vingt-quatre bataillons d'infanterie et trente-deux régiments de cavalerie. Que pensez-vous de moi maintenant ? Est-ce que je ne vaux pas des *millions*, — ajouta-t-elle avec malice et en appuyant sur le dernier mot avec une sorte d'emphase.

Peut-être Groben fut-il un peu alarmé, car il répondit d'un ton froidement poli :

— Madame la comtesse, rien ne pouvait vous mettre

plus haut dans mon estime que vous n'y étiez déjà, vous devez en être assurée.

Elle se leva pour se retirer. Groben l'arrêta.

— Oserai-je vous prier — vous le savez, c'est une pure formalité, mais elle est exigée — de mettre votre signature ici, votre nom seulement.

La comtesse fronça le sourcil, hésita un instant, puis enfin signa.

X

SENTIMENTS PUBLICS EN FRANCE ET EN PRUSSE

La déclaration officielle de la guerre ajouta encore à l'intensité des manifestations populaires dans toute la France.

Dans les rues de Paris, il y avait danger à laisser paraître une opinion contraire aux sentiments de la foule. Quelques personnes s'étaient hasardées à promener un drapeau blanc, et à pousser des cris de *Vive la paix!* Elles furent fort heureuses de pouvoir s'en tirer en abandonnant leur drapeau, et de ne pas aller le rejoindre au fond de la rivière.

Malheureusement, le caractère politique de ces démonstrations belliqueuses était considérablement amoindri par les clameurs bruyantes et les attitudes chancelantes de beaucoup de ceux qui y prenaient part. On avait même dans les rues le triste tableau de soldats complétement ivres. On essayait bien d'ex cuser de semblables faits en les rejetant sur le compte de l'hospitalité trop large des Parisiens ; il est vrai de dire que la foule se portait en masse sur le passage des troupes qui gagnaient la gare de Strasbourg, et, malgré les défenses des chefs, leur prodiguait vin, cigares et liqueurs ; néanmoins, pour les observateurs sérieux, c'était un triste spectacle qui faisait naître de sombres prévisions.

Les mobiles de Paris étaient de tous les soldats ceux dont la tenue et la conduite excitaient le plus de regrets. Chétifs et indisciplinés, ils paraissaient tout à fait impropres au service militaire. Le départ de la garde impériale, composée de tous hommes choisis, la nuit et à la lumière des torches, chantant la *Marseillaise*, mais marchant en bon ordre, fit au contraire un heureux contraste.

Un caractère important du moment fut l'union parfaite que dans toute la France la nouvelle de la guerre produisit entre tous les partis : germe précieux que les événements postérieurs ont développé, et qui sera dans l'avenir, à n'en pas douter, la base de la régénération du pays.

L'appel des volontaires trouva partout de l'écho. En l'espace de quelques jours, 15 000 hommes à Paris et 85 000 dans les départements vinrent s'enrôler ; un grand nombre d'entre eux appartenaient aux meilleures familles de France.

L'installation des ambulances fit paraître un nouveau genre de dévouement. Un grand nombre de volontaires, des classes riches et influentes, s'offrirent spontanément. Hommes et femmes rivalisaient de zèle. Des habitations entières, des ailes de châteaux et, sous les toits les plus modestes, jusqu'au seul lit qui s'y trouvât, furent offerts avec empressement pour le service des malades et des blessés.

Des dons patriotiques, très-souvent anonymes, affluèrent dès les premiers instants et en grande quantité.

Après une semaine donnée à l'effervescence populaire, l'aspect de la capitale devint sérieux. La police fut appelée à prévenir toutes les manifestations bruyantes. Elles n'avaient plus, disait-on, de raisons d'être; les troupes étaient parties, et l'on s'attendait à de graves événements sur la frontière.

En outre, le gouvernement commençait, sans doute, à craindre que les chants de la *Marseillaise* et des *Girondins* ne fussent, pour le parti révolutionnaire, l'occasion de quelque tentative insurrectionnelle. Pour ceux qui savaient réfléchir, il y avait certainement matière sérieuse à considérations.

L'alliance de l'Allemagne du Sud avec la Prusse, et la neutralité de toutes les autres puissances européennes, étaient devenues des faits certains. La France était seule pour soutenir la lutte contre son puissant antagoniste.

Cependant les ministres, y compris le maréchal Lebœuf, ne montraient aucune inquiétude. Les députés, excepté ceux de la gauche, vinrent en corps faire leurs adieux à Napléon; poussé peut-être par un pressentiment, il leur paraphrasa un passage de leur allocution, passage emprunté à Montesquieu et qui s'appliquait parfaitement à la circonstance: « L'auteur réel d'une guerre n'est pas celui qui la déclare, mais celui qui la rend nécessaire. »

Tout le monde en France savait que depuis longtemps la Prusse se préparait; mais ce qu'on ne savait pas, c'était jusqu'à quel point et avec combien de soins elle s'était préparée. Ce ne fut, en réalité, qu'après Sadowa que le pays entrevit la vérité.

Jusqu'à cette époque, la Prusse avait habilement entretenu à ses gages plusieurs organes de la presse parisienne. Dans plusieurs circonstances, on avait vu arborer des drapeaux pour célébrer les triomphes de l'intérieur et de l'extérieur. Sadowa fut un trait de lumière pour la nation française.

A l'intérieur, il était facile à la Prusse d'entretenir une politique hostile à la France. Il lui suffisait de rappeler les souvenirs du premier empire et de réchauffer les craintes et la jalousie au sujet des frontières du Rhin. Pour animer les esprits contre les tendances révolutionnaires et socialistes de la France, le gouvernement prussien faisait traduire quelques articles choisis dans les journaux les plus violents de Paris; il faisait de même à l'égard des procès scandaleux rapportés dans la *Gazette des tribunaux*, et de la sorte il donnait à tous des spécimens de la moralité française. Jamais dans aucun cas on n'indiquait les sources où l'on avait puisé : les articles paraissaient, sans aucun commentaire, dans les journaux de Berlin.

Ainsi on escomptait l'immoralité française sur toutes les places de l'Europe. Et cependant la corruption, si elle ne pouvait être niée à Paris, n'y était pas plus grande que dans les autres capitales. Le vice emprunte une forme particulière au caractère de chaque nation; et si à Paris il est plus raffiné, à Berlin il se montre plus grossier. Qui pourrait dire ce qui vaut le moins?...

L'accusation d'impiété portée par la Prusse contre la France est malheureusement mieux fondée. Mais la Prusse a eu soin de ne montrer que l'un des côtés du tableau; elle a laissé dans l'ombre le retour vers la foi qui s'opère graduellement en France, et qui, des classes élevées, gagne peu à peu les classes moyennes et inférieures.

Entre les natures française et allemande, il y a une absence complète de sympathie : le flegme du Teuton s'effraie de la vivacité du Gaulois, et *vice versâ;* mais l'antipathie française est beaucoup moins accusée.

Tous ces motifs d'animosité avaient été, dans ces dernières années, soigneusement fomentés par la Prusse entre les deux nations; et, pour en arriver à ses fins, elle avait enveloppé toute la France dans un réseau d'espionnage, manœuvre qui répugne trop au sentiment français pour être même soupçonnée par cette nation loyale et confiante.

Ainsi, la guerre qui allait s'allumer et qui était depuis si longtemps attendue dans les deux pays, était également populaire des deux côtés; mais les chances de succès étaient aussi différentes que les modes de préparation avaient été différents.

La Prusse n'avait que la dernière main à mettre à des plans qu'elle avait longtemps et profondément étudiés; il lui était facile d'appeler tous ses fils sous son drapeau, et, au nom de la patrie commune, de rallier toute l'Allemagne du Sud pour la lancer contre la

France, l'impie, l'immorale, la révolutionnaire France. Elle n'avait pas déclaré la guerre; elle le criait bien haut, et se gardait bien d'avouer qu'elle l'avait provoquée. Dans l'espoir de semer la division, elle fit un appel aux démocrates français, et déclara que son seul but était de renverser Napoléon III, l'hôte et l'*ami* de Guillaume.

De son côté, la France avait à arrêter les agrandissements d'un rival dangereux; et son esprit belliqueux est tel, qu'il n'y a jamais besoin d'un grand stimulant pour qu'une guerre devienne populaire parmi la jeunesse du pays. Elle se précipita donc dans cette guerre inégale et gigantesque avec l'ardeur et l'imprévoyance qui la caractérisent.

XI

DÉPART D'ERNEST

On était à la dernière semaine de juillet.

Au milieu des manifestations publiques de l'orgueil national et de tant d'espérances exaltées, il y avait des séparations, de pénibles adieux de famille, d'affreux déchirements de cœur.

Le maréchal Mac-Mahon et son état-major étaient sur le point de quitter Paris. Depuis la mémorable journée du 15 juillet, Ernest était venu plusieurs fois à la place de la Madeleine, et, en raison du triste moment qui s'approchait pour eux, il lui avait été permis de voir Albertine en toute liberté. Dans les derniers jours, les liens qui unissaient leurs cœurs s'étaient resserrés encore plus intimement.

Un soir, enfin, il vint assez tard. Il paraissait animé, et en même temps très fatigué. Au premier coup d'œil, Albertine devina que c'était sa visite d'adieu.

— Ne me dites rien, s'écria-t-elle : je ne puis entendre ce mot. Je sais ce que vous allez dire.

La pauvre enfant! c'était son premier grand chagrin, et il était terrible.

Ernest se tut : il ne pouvait contredire les pressentiments de son cœur. Une larme brûlante vint mouiller la main qu'elle lui tendait et confirmer ses craintes.

— Je ne dois pas être aussi lâche. Et il essuya rapidement ses yeux.

— Les braves cœurs sont toujours tendres, dit madame de Groben en soupirant; elle souffrait pour ses deux enfants comme elle aimait à les nommer.

Elle assistait seule à cette dernière entrevue. Groben était sorti.

Ils s'assirent à côté l'un de l'autre et parlèrent de l'avenir, de cet avenir immédiat, si plein d'incertitudes et de dangers ; et de cet autre avenir plus éloigné, qui, au travers des rêves et des espérances de la jeunesse, leur apparaissait brillant et souriant.

— Voyez, dit Albertine, en lui montrant un médaillon suspendu à son cou et qui renfermait le portrait d'Ernest, il ne me quitte ni jour ni nuit.

— Et moi, j'ai placé le vôtre sur mon cœur, répondit-il ; si une balle me frappe sur le champ de bataille, vous serez près de moi.

Elle frissonna.

— Oh ! que je voudrais être en réalité près de vous ! Je veux vous dire d'être prudent, et je sais bien que vous ne le serez pas. Il y a en moi un être qui est moi et en même temps n'est pas moi, et qui désire que vous soyez brave plutôt que prudent : et quoi que je dise, je sais bien que vous le serez.

— Ce sont des sentiments qui conviennent à la fiancée d'un soldat, s'écria-t-il gaiement : allons, Albertine, du courage, et pensons aux jours heureux qui nous attendent.

— Quand vous reviendrez, je crois que je mourrai de bonheur.

— Ce ne sera pas le moment. Pour le quart d'heure, faites tout ce que vous voudrez, pourvu qu'à ce moment-là tout aille bien.

— Vous avez encore la croix que je vous ai attachée autour du cou.

— Oh ! oui, elle ne me quittera pas.

— J'ai une dernière question à vous adresser.

— Je la devine, dit-il en souriant. Fiez-vous-en à un Normand et au fils de ma mère pour ne pas oublier Dieu. Albertine, si je meurs, vous la consolerez.

— Votre mère est aussi la mienne, s'écria-t-elle en larmes et en se jetant dans les bras de sa mère ; elle est la mienne comme ma mère est la vôtre.

— Le maréchal va d'abord à Strasbourg, n'est-ce pas? demanda madame de Groben,

— Oui, répondit Ernest, c'est tout ce que nous savons : mais nous sommes sûrs que partout où il y aura de la gloire à gagner, il y sera le premier.

— C'est un si beau caractère, observa madame de

Groben, une nature si noble et si chevaleresque ! De tous nos généraux, c'est celui qui m'inspire la plus grande confiance.

— Persónne n'est plus brave. C'est le type du soldat et l'honneur même. Aussi est-il vénéré et adoré par ses hommes. Mais le vieux Bazaine passe pour le meilleur stratégiste que nous ayons.

— Et le général Frossard, le général de Failly ? demanda Albertine.

— Frossard est un bon soldat, très-remarquable dans sa spécialité. Mais il a été placé à un poste pour lequel il n'a pas l'expérience nécessaire et qu'il a accepté contre son gré.

— Il le doit à la faveur de l'empereur ?

— Frossard n'est pas un courtisan : il a été très-injustement accusé de l'être. C'est un homme à principes solides et très-strict sur les questions de discipline. L'empereur l'avait nommé gouverneur du petit prince à cause de ces qualités, et il avait eu raison. Le jeune Louis tremble à la vue de son gouverneur quand il ne sait pas ses leçons. Demandez à l'impératrice, dit Ernest en riant.

— Mais pourquoi ne serait-il pas capable d'être général en chef d'une armée ? demanda Albertine.

— Il ne l'est pas, cher amour, c'est tout ce que je puis vous dire. Il est trop dur avec ses hommes, il ne sait pas se rendre compte de ce qu'on peut exiger de la nature humaine ou de ce qu'il lui faut accorder. La vérité est que nous manquons de bons généraux, et c'est, je le crains, ce dont nous allons nous convaincre à nos dépens.

— Oh ! j'espère que non.

— Quant à de Failly, son plus grand mérite, je le crois bien, est d'être dévoué à la dynastie.

— Et le maréchal Lebœuf ? demanda Albertine.

Ernest se mit à rire.

— Mais, dit madame de Groben, n'est-il pas déplorable de placer des hommes médiocres dans les postes importants, au moment d'une guerre si sérieuse ?

— Que voulez-vous ! nous n'avons pas de gens capables; mais ne craignez rien, nos soldats sont braves. La France triomphera.

— Le ciel vous entende ! dit Albertine avec ferveur.

— Mac-Mahon à lui seul vaut une armée, continua Ernest. Tout ce que je souhaite, c'est que l'empereur puisse prendre sur lui de rester à Saint-Cloud. Il peut nous causer de grands embarras, avec sa santé : il est absolument incapable aujourd'hui de supporter les fatigues inévitables d'une campagne.

— J'espère que tout est prêt dans l'armée de Mac-Mahon ? dit Albertine.

— J'espère que cela le sera peut-être quand nous serons à Strasbourg. Mais ici, jusqu'à présent, nous sommes au milieu de la plus incroyable confusion. Je voudrais que vous vissiez cette bousculade ! J'en ai à moitié perdu la tête de courir après des tentes et des cantines. Les cantines aujourd'hui valent leur pesant d'or : c'est plus que je ne puis dire de tous nos généraux, dit en riant le jeune officier.

— Est-ce que c'est toujours comme cela ? Est-ce que

c'est de cette manière que les armées se préparent à faire campagne ?

— Soyez sûre, Albertine, que chez les Prussiens si compassés tout est beaucoup mieux en ordre que chez nous. Je voudrais bien qu'il n'en fût pas ainsi ; en fait d'ordre et de méthode, ils nous laissent bien loin derrière eux. Fiez-vous-en aux vieux Allemands pour cela.

— Et les Français?

— Le plus souvent ils entament une bataille n'étant qu'à moitié prêts. Notre bravoure nous emporte. Ainsi, nous partons ce soir, et pour ma part je ne suis pas prêt ; j'ai encore des masses de choses à me procurer.

— Toutes les cantines ne sont pas encore réunies, dit Albertine en essayant d'être gaie.

— Justement, c'est cela. Et maintenant, Albertine... dit Ernest en devenant tout à coup sérieux et en pâlissant ; et il se leva de sa chaise.

— Écrivez-nous aussi souvent que possible, dit madame de Groben : un seul mot pour nous dire comment vous êtes.

— Comptez sur moi.

Les séparations sont toujours douloureuses. Quelle angoisse de voir celui que l'on chérit le plus au monde courir à un danger certain, à la mort peut-être, et, en tout cas, au devant des souffrances de toute sorte qui sont la suite de la guerre !

Albertine montra le courage qu'on puise toujours dans une affection non égoïste. Quelques larmes lui échappèrent, mais en présence d'Ernest elle ne donna pas cours à son chagrin. Au milieu même de ses larmes, elle sut encore sourire et trouver des paroles d'espérance en parlant de son retour.

— Dieu vous bénisse, ma bien-aimée, et bon courage! Et il ajouta tout bas : Soyez-moi fidèle jusqu'à la mort.

— Bien au delà, dit-elle.

XII

AFFAIRES PUBLIQUES—OPINIONS DE LA FAMILLE FERNBACH

Après le départ de l'armée et celui de l'empereur, Paris retomba dans un calme profond. Aux agitations des semaines précédentes avait succédé sur les places et dans les rues une étrange solitude. Tout le monde aspirait après la nouvelle d'un engagement qui, à n'en pas douter, serait une victoire pour les Français. Les Parisiens commençaient déjà à accuser les généraux de trop de lenteur, et à blâmer l'empereur comme en étant la cause première.

Heureusement les journaux avaient contre le gouvernement un grief qui leur fournissait de la copie, ce dont autrement ils eussent tout à fait manqué : tous les correspondants de journaux avaient été expulsés des quartiers généraux. Une source officielle de publicité allait être instituée, et c'était là seulement que, pendant toute la campagne, on puiserait des renseignements sur les opérations militaires. Les journalistes se plaignaient amèrement, et dans le public les murmures devenaient d'autant plus prononcés et plus intenses que pour le moment on manquait de toute autre cause d'émotion. Ce fut en vain que les ministres expliquèrent que l'on avait toute latitude pour raconter les faits accomplis, pour détailler les opérations militaires une fois terminées. Paris ne trouva nulle compensation dans ce fait que des mesures d'exclusion tout aussi rigoureuses avaient été prises à l'égard des correspondants de journaux étrangers. Le seul résultat, disait-on, serait que les journaux étrangers répandraient dans toute l'Europe des rapports préjudiciables à la France, et bientôt il fut affirmé sur le ton le plus violent que c'était en effet ce qui arrivait. D'une manière générale, la presse, en cette occasion, ne tint que fort peu compte de la nécessité absolue où l'on était de garder le secret sur les plans militaires en voie d'exécution, et les Parisiens étaient d'avis que ce qu'il y avait de plus important était de les distraire par des nouvelles de la guerre.

Au moment même, un autre grief, et celui-là n'était que trop réel, vint peu à peu à la connaissance du public : l'or français disparaissait avec une effrayante rapidité. D'abord ce ne furent que de vagues rumeurs; puis il devint positif que l'on avait arrêté à Paris des agents de la Prusse qui se livraient activement avec plusieurs banquiers à d'odieuses transactions.

— Quelle infamie! s'écria un matin Albertine en jetant à terre un journal qui racontait un fait de ce genre. — Quelle infamie, si cela est vrai! — Et se tournant vers son père, l'esprit tout plein de ce sujet, elle ajouta :

— Cela peut-il être vrai?

— Qu'est-ce qui peut être vrai?

Elle lui expliqua le fait. Il lui répliqua assez froidement :

— Je n'en sais réellement rien.

— Ce serait une honte, n'est-ce pas? continua-t-elle avec indignation.

— Assurément.

— Oh ! papa, comme vous êtes indifférent ! Cela fait bouillir tout mon sang de penser que la France est ainsi volée par des ennemis aussi vils que perfides.

— Tes expressions sont bien violentes, Albertine.

— Mais certes elles ne sont pas trop fortes. N'est-ce pas une chose très-sérieuse pour un pays d'être dépouillé de tout l'or qu'il possède au moment même de s'engager dans une guerre importante?

— Sans aucun doute, répondit Groben, et le sourire qui lui était particulier passa comme un éclair sur ses lèvres.

Albertine devina ou crut deviner en lui un sentiment qui lui déplut.

— Seriez-vous donc content, mon père, si dans cette lutte la France éprouvait quelque grande infortune? demanda-t-elle.

Albertine n'appelait jamais Groben « mon père » que dans des moments de colère ou de grande émotion. Il ne répondit pas tout de suite, prit une prise de tabac, et parut mécontent. Madame de Groben, étonnée de ce silence, leva les yeux sur son mari.

— Approuvez-vous la perfidie? continua Albertine, qui perdit toute retenue.

— Silence, ma fille, dit madame de Groben intervenant.

— Oublies-tu le respect que tu dois à ton père? dit Groben avec sévérité. De quel droit te permets-tu de me faire la leçon ou de préjuger de mes sentiments?

Albertine devint silencieuse à son tour et baissa les yeux. Mais il était évident que des instincts de révolte agitaient son cœur.

Groben chérissait tendrement sa fille; il était rare qu'il eût pour elle une parole de dureté; il ajouta d'un ton plein de douceur :

— Ton amoureux français t'a tourné la tête; je crois que nous devons t'absoudre des licences que tu te permets.

N'eût-il été que bienveillant, il est probable qu'Albertine en aurait été touchée et aurait avoué sa faute; mais, dans les paroles de son père, elle trouva un ton qui s'efforçait d'être plaisant et qui choqua ses sentiments exaltés. Tout ce qu'elle put faire fut de se taire et de sourire, mais son cœur se révoltait contre ce sourire.

Groben se leva pour s'en aller, et il avait déjà gagné la porte quand la famille Fernbach entra.

Ils étaient assez intimes ensemble pour qu'une visite aussi matinale n'eût rien d'étonnant, et, suivant la mode allemande, les Fernbach venaient souvent en famille.

M. Fernbach était un banquier fort riche qui ne brillait pas par la finesse de son esprit, mais était un homme d'affaires très-habile. Madame Fernbach, comme épouse et comme mère, était une personne estimable, un peu lourde, et qui avait l'apparence d'une femme riche plutôt que l'air d'une dame distinguée.

La fille aînée, Marie, était passionnée pour les arts. Cette disposition naturelle l'avait portée à cultiver son esprit beaucoup plus qu'on ne s'y serait attendu en voyant son entourage. Albertine l'aimait beaucoup, et, jusqu'au moment où la guerre éclata, admirait son patriotisme, tout allemand qu'il était. Mais aujourd'hui le *Rhein Wacht* résonnait encore à ses oreilles. Elles ne s'étaient pas revues depuis le 15 juillet.

Mina, la seconde fille, était une bonne enfant, affligée d'une trop forte dose de sentimentalité germanique. Elle n'avait aucun talent particulier, vous ennuyait à toute heure de ses tirades poétiques, et rêvait perpétuellement d'amoureux romanesques et imaginaires, d'engagements éternels, de promenades au clair de lune, etc.

Par leur naissance, les Fernbach n'appartenaient pas à la même classe que les Groben; mais, à défaut de manières très-distinguées, leur argent leur ouvrait toutes les portes. Il y avait de plus dans les caractères des deux hommes plusieurs points de contact.

— Ah! ah! Groben, s'écria Fernbach en lui tapant sur l'épaule, vous ici à cette heure, avec les dames, au lieu d'être aux affaires!

— Mais, vous le voyez, j'y allais, répondit-il en souriant, et sa figure mince faisait un frappant contraste avec la face rubiconde de son ami.

— Vous paraissez triste comme un hérisson ; j'ai cependant de fameuses nouvelles à vous annoncer, ajouta-t-il tout bas.

Albertine avait tendu l'oreille et saisi les derniers mots malgré le ton très-bas dont ils avaient été prononcés. Groben et Fernbach quittèrent la pièce ; mais comme la porte se refermait, elle entendit vaguement : *Fonds publics* et *or.*!

— Ah ! dit-elle en soupirant, ils s'occupent de spéculations.

Dans sa folie, elle avait espéré qu'il s'agissait de quelque victoire de la France. Un moment de réflexion lui fit comprendre qu'il était encore trop tôt.

Madame Fernbach parla de la guerre, de la cherté de tout, et se plaignit beaucoup, comme si personnellement cet état de choses pouvait l'atteindre.

— Pour une mère de famille, dit-elle, c'est une grosse question.

— Sans doute, dit madame de Groben avec plus de politesse que de réelle sympathie, et je crains que nous ne soyons gênés par la rareté de l'or.

— Oh ! quant à cela, dit en riant Madame Fernbach, mon mari m'a dit que je n'avais pas à m'en inquiéter. Il a pris ses précautions.

— Quelles précautions ? demanda Albertine.

— Je ne le lui ai pas demandé, dit madame Fernbach toujours en souriant. Quand vous aurez quelques années de mariage, vous saurez, jeune fille, que l'on n'interroge pas son mari sur tout.

— Peut-être bien que non, répondit froidement Albertine.

— Les Français tâchent de tirer de nous tout ce qu'ils peuvent, remarqaua Marie Fernbach. Vous imaginez-vous que madame Julie nous a envoyé sa note à cette époque de l'année et sans qu'on la lui ait demandée?

— Oui, dit madame Fernbach, et elle nous réclame un prix ridicule. Pour cette saison-ci, chaque façon de robe est moitié plus chère qu'autrefois.

— Je crois en vérité, qu'elle essaie de se rattraper sur nous de ce qu'elle dit lui être arrivé avec les dames de Berlin.

— Qu'est-ce qui lui est donc arrivé? demanda Mina du bout des lèvres, en regardant les amours dessinés sur le plafond et comme si elle s'adressait à eux pour obtenir une réponse.

— Ne sais-tu pas que, dès que la guerre a été déclarée, la pauvre Julie est allée à Berlin pour tâcher de se faire payer ses notes?

— Non, répondit Mina parlant toujours les yeux fixés sur le plafond, je ne l'avais pas entendu dire. Qu'en est-il résulté?

— Tourne-toi d'abord vers moi, comme une personne raisonnable, dit Marie en riant. Je n'aurai plus peur de perdre mes paroles, et je te répondrai peut-être.

— Je n'ai jamais entendu parler d'une pareille insolence, observa madame de Groben. Cela me semble impossible; je ne l'aurais jamais cru.

— C'est Julie elle-même qui me l'a dit, quand nous sommes allées lui demander à propos de quoi elle nous avait envoyé sa note.

— Réponds-moi donc, murmura Mina tout éveillée.

— Excepté une seule, toutes les dames prussiennes ont refusé de payer, et ont dit qu'elles payeraient à Paris, quand Paris aura capitulé.

— C'est singulier, dit Mina, et après?

— C'est malhonnête et impertinent, voulez-vous dire, s'écria Albertine.

— Et la pauvre Julie est revenue avec cette réponse, continua Marie, et avec l'argent de son voyage en moins. Seulement elle s'est donné le plaisir de leur dire que Paris ne se rendrait pas.

— Je l'espère bien, dit Albertine. Elle avait raison, et je suis bien aise d'apprendre qu'elle ne travaillera plus pour les Prussiens.

— Ce n'est pas du tout ce qu'elle nous a dit, ajouta madame Fernbach en drapant sa robe et ses dentelles d'un air d'importance.

— Mais vous, vous avez sans doute payé votre note, et elle ne vous confond pas avec les autres, remarqua madame de Groben inquiète du tour irrité que prenait la conversation, bien qu'elle partageât elle-même cette irritation.

— Non, vraiment, répliqua madame Fernbach. Vous êtes dans l'erreur. Je l'aurais peut-être payée, mais M. Fernbach me l'a formellement défendu.

— Et pourquoi ? s'écria Albertine, à qui la colère et la surprise firent oublier la résolution qu'elle avait prise de ne plus dire un mot.

— Papa a dit qu'elle devait être punie de sa méfiance à notre égard, répondit Marie à la place de sa mère.

Il y eut un silence général, que Mina interrompit en demandant tout bas à Albertine d'un ton mystérieux :

— Avez-vous eu des nouvelles de votre fiancé, dites-moi ? Albertine rougit un peu et sourit.

— Qu'est-ce que dit donc Mina ? dit madame Fernbach.

— Je soupçonne que nous n'avons pas à nous mêler de leurs secrets, répondit madame de Groben d'un ton de bonne humeur.

Pendant que les deux mamans continuaient à causer ensemble, Mina saisit une occasion pour répéter tout bas :

— Je voudrais tant voir une lettre d'amour, une vraie ! Montrez-la-moi.

Et ses grands yeux bleu-clair, et sa grosse figure avaient un air de supplication si sérieusement comique que Marie et Albertine ne purent s'empêcher de rire.

XIII

UNE PREMIÈRE LETTRE — LE 6 AOUT A PARIS

Dès son arrivée à Strasbourg, Mirville avait écrit quelques lignes à Albertine pour lui faire savoir que tout allait bien.

« Les choses vont lentement, disait-il, et par conséquent je suppose qu'elles vont sûrement. La Prusse n'est sans doute pas prête plus que nous, et c'est pourquoi les opérations actives n'ont pas encore commencé... »

Albertine lut la lettre à haute voix. Sa mère l'écouta avec une vive attention. Groben, qui était présent, suspendit la lecture d'une de ses lettres particulières pour entendre ce que disait Ernest.

— Je suis bien aise, ma chère fille, que tu aies de ses nouvelles, dit Groben avec bonté.

Albertine continuait pour elle seule la lecture de sa lettre, quand Groben lui dit en souriant :

— Garde pour toi les passages de tendresse; mais quand Ernest parle de lui-même, et pour tout ce que *nous* pouvons entendre, fais-nous profiter, ta mère et moi, de ta lecture.

Il y avait, ce matin-là, dans la voix de Groben, quelque chose de si paternel, qu'Albertine en fut touchée. Cela réchauffait en elle le souvenir du passé. Elle se sentait d'ailleurs si heureuse d'avoir reçu une lettre d'Ernest ! Elle répondit à la demande de son père en lui pressant la main, et un instant après reprit sa lecture :

« On n'aperçoit pas un seul soldat, on n'entend pas le moindre bruit dans la plaine de Bade. De ce côté-ci du Rhin, nous sommes au contraire bruyants et animés... Des convois de troupes arrivent sans cesse; les tambours, les clairons résonnent, et par dessus tout la *Marseillaise*. Sur la rive droite, du côté ennemi, on ne voit pas le moindre mouvement, on ne découvre même pas une ombre de fumée; nous pensons que les Badois sont cachés dans la Forêt-Noire, d'où ils nous surveillent. Quel contraste entre les deux nations ! quelle différence de caractères ! »

— Quelle est sa dernière phrase ? dit Groben, qui avait écouté avec beaucoup d'attention.

Albertine relut les dernières lignes, et il continua d'un ton sérieux :

— Ah ! oui, Mirville a bien raison ; sa lettre est très-sensée.

Quelques jours après madame de Groben et Albertine attendaient Groben pour se mettre à table. Tout à coup il entra dans la salle et leur dit brusquement :

— Saarbruck est pris.

— Dieu merci ! s'écria Albertine avec ferveur.

Puis, voyant l'air préoccupé de son père, elle ajouta :

— Est-ce qu'il y a eu beaucoup de Prussiens tués ? J'en serais très-affligée pour vous.

— Non, répliqua-t-il ; du reste ce n'est pas un succès important. Quoi qu'il en soit, j'en suis bien aise : un bon début inspire toujours de la confiance à une armée.

— L'empereur y était-il ? demanda madame de Groben.

— Oui, il y était, et le prince impérial aussi. *Louis a reçu le baptême du feu,* écrit Napoléon à l'impératrice, répondit Groben sur un ton d'ironie très-marqué.

Ce soir-là, la conversation fut difficile à soutenir dans la famille : chacun éprouvait une sorte de gêne ; mais du moins personne ne fit de remarque désagréable pour les autres.

Albertine se retint d'exprimer le plaisir qu'elle éprouvait afin de ne pas contrarier son père, et les efforts qu'elle fit lui furent d'autant plus faciles qu'elle savait qu'Ernest n'avait pas pris part à l'affaire. Groben, de son côté, paraissait accepter volontiers que ce premier succès, peu important d'ailleurs, fût du côté de la France. Il était sérieux, mais non affligé.

Madame de Groben se réjouissait intérieurement que le premier engagement entre les deux nations n'eût pas fourni un nouvel élément à l'antagonisme du père et de la fille.

Pendant les deux jours qui suivirent la prise de Saarbruck, tout le monde fut en suspens; puis, tout à coup, sans que l'on sût comment, un bruit confus de victoire se répandit dans la ville. La nouvelle se propagea et prit de la consistance... Un corps nombreux de Prussiens, disait-on, avait été taillé en pièces; 25 000 hommes avaient été faits prisonniers, et parmi eux le prince Frédéric-Charles.

Peu à peu les incrédules furent ébranlés et n'osèrent plus résister à l'entraînement général. Une joie sauvage s'empara de la population; des cris violents se firent entendre; des drapeaux furent arborés non pas seulement au centre de Paris, mais jusque dans les quartiers les plus éloignés, où l'heureuse nouvelle était arrivée.

Les gens prudents, cependant, secouaient encore la tête et parlaient tout bas *d'un coup de Bourse.* Quelques-uns allèrent au ministère de l'intérieur. Là, il fut formellement affirmé que l'on n'avait reçu aucune espèce de nouvelles du théâtre de la guerre.

Quand ce démenti fut connu, les Parisiens, furieux et honteux tout à la fois, enlevèrent leurs drapeaux et s'emportèrent en invectives contre les odieux spéculaeurs. Ils se promirent de ne plus être à l'avenir ussi crédules.

Mais les dupés du jour, tous ceux que la hausse des valeurs avait réduits à la misère, ne se contentèrent pas de ces vaines invectives : altérés de vengeance, ils dénoncèrent les agioteurs malhonnêtes qui, sans respect pour la patrie, avaient jeté dans la ville ces nouvelles mensongères.

XIV

PLACE DE LA BOURSE

Ce jour-là même, Albertine et sa mère étaient venues faire une visite sur la place de la Bourse. Tout à coup le bruit de la place les attira à la fenêtre, et de là, pâles et terrifiées, elles assistèrent aux scènes qui se produisirent.

Il était une heure de l'après-midi. Les groupes qui se voient d'ordinaire autour de la Bourse semblaient s'être transformés soudain en une foule furieuse et toujours plus nombreuse. Les cris : A bas la Bourse ! A bas les voleurs ! retentissaient de toutes parts ; peu à peu le tumulte augmenta, les cris et les gestes devinrent de plus en plus menaçants, les groupes se pressèrent de plus en plus contre les grilles.

Quelques personnes connues s'avancèrent sur les marches et essayèrent de parlementer. Les unes purent sortir facilement, les autres rentrèrent dans les salles. Des noms furent lancés, et plusieurs individus, répondant à cet appel, essayèrent d'apaiser la foule en exprimant le désir de livrer les coupables à la vengeance publique.

Tout à coup Albertine s'écria :

— On crie Fernbach ! Fernbach !

— Oh ! mon Dieu, j'entends le nom de mon mari, dit presque au même instant madame de Groben. Et ses jambes pliaient sous elle.

— Descendons vite, dit Albertine.

— Non, non. Reste ici, mon enfant, je t'en suplie ! cria sa mère.

A ce moment, on entendit distinctement les cris de la foule : Heilbron ! Fernbach ! A bas les agents de la Prusse ? A bas Fernbach ! A bas Groben !

— Oh ! maman, nous pouvous sauver mon père. Venez, venez.

— Oui, oui. Allons !

Et, malgré les instances de leur amie, la mère et la fille descendirent en courant et se précipitèrent sur la place.

Par l'ordre de sa maîtresse, un domestique les suivit sur la place ; mais bientôt il les perdit dans la foule, et se contenta de regarder pour son propre plaisir.

Madame de Groben et Albertine se trouvèrent, au premier moment, en arrière des plus irrités ; mais de nouveaux groupes arrivaient sans cesse, et elles furent bien vite enveloppées de tous les côtés. Des cris de toutes sortes étaient poussés autour d'elles ; elles ne voyaient rien de ce qui se passait. Tout à coup un long hourrah de triomphe se fit entendre.

La foule venait de franchir les marches et d'envahir la Bourse. Quelques boursiers furent saisis, frappés et foulés aux pieds ; ils se relevèrent un instant, mais pour être de nouveau assaillis et renversés.

En même temps, des individus qui avaient pénétré dans l'intérieur du monument ressortirent sous le péristyle, apportant des fragments de chaises brisées et de papiers déchirés qui furent jetés aux vents au milieu des applaudissements de la foule. Ces actes de destruction calmèrent pour un instant les passions surexcitées.

Cependant Albertine, suivie de sa mère, était arrivée à se faire jour à travers la foule. Elle vit alors ou s'imagina voir Fernbach qui recevait en pleine figure un coup très-violent, et un grand monsieur très-mince, placé près de lui, recevait de même sur la tête un coup non moins violent au moment où il s'arrêtait pour protéger Fernbach.

— Oh ! sauvez mon père, cria Albertine, et d'un air suppliant elle appuyait sa main sur le bras d'un homme qui se trouvait en face d'elle.

Il se tourna et la regarda durement :

— Êtes-vous Prussienne, ma jolie fille ?

— Non, je suis Française.

— Nous sommes Françaises. Sauvez mon mari, je vous en supplie ! Nous sommes Françaises ! Il y a erreur.

Il y eut alors en face de la Bourse un moment de répit : des cris assourdissants de : *Marseillaise !*

Chantez, chantez, se firent entendre du côté de la rue Vivienne.

Capoul, ténor de l'Opéra-Comique, avait été reconnu. Il obéit à l'appel de la foule, monta sur une impériale d'omnibus et entonna la *Marseillaise.* Toute la foule répétait le refrain en chœur.

L'homme à qui Albertine avait fait appel saisit cette occasion :

— Ce qu'on peut faire, je le ferai, dit-il, pour l'amour de votre jolie figure, et puisque vous n'êtes pas des Prussiens.

Avant que le chant fût terminé, il était revenu à a place où Albertine et sa mère se tenaient cramponnées l'une à l'autre.

— Il n'y a pas de mal, dit-il. Le gros a la figure en sang ; mais c'est tout. Le grand n'a qu'une contusion ou deux. Ils sont en route pour la gare de Strasbourg. J'espère, mademoiselle, que vous ne m'avez pas trompé. Tenez, les voici qui s'en vont.

Albertine regarda dans la direction indiquée et vit dans un fiacre qui passait près d'elle une personne qui ressemblait baucoup à Fernbach, tenant sur sa figure un mouchoir taché de sang. L'autre personne, assise près de lui, était son père, elle en était sûre. Mais madame de Groben déclara que ce ne pouvait être son mari. Il les aurait vues et leur aurait fait un signe de reconnaissance. En outre, de Groben et Fernbach pouvaient-ils s'en aller ainsi à Strasbourg tout à coup et sans bagages ? L'effervescence populaire du moment serait vite passée, et Paris était assez grand pour s'y cacher, si cela était nécessaire.

Telles étaient les raisons de madame de Groben. Mais Albertine n'en conserva pas moins sa conviction.

— J'ai vu un sac de voyage, et, je crois aussi, quelques petits paquets, répondit-elle.

Un mouvement soudain de la foule les souleva presque de terre. Capoul avait fini de chanter.

Une bande se précipita alors rue Vivienne vers les bureaux du *Rappel*, et demanda en criant des drapeaux. D'autres avaient eu la chance de découvrir deux nouvaux chanteurs, Colin et Sapin, appartenant tous deux à l'Opéra. Ces malheureux durent chanter la *Marseillaise* du haut d'un cabriolet.

La pauvre madame de Groben se sentait prête à défaillir, et il ne semblait pas qu'il y eût d'issue possible. Leur ami de tout à l'heure était parti, et, du reste, sa protection aurait pu à la longue devenir compromettante.

Au plus fort de leur embarras, une voix douce lui dit en allemand :

— Puis-je vous aider ?

— Qui êtes-vous donc ? dit madame de Groben, car il lui semblait connaître son interlocuteur.

Albertine ajouta :

— Pour sûr, je vous ai vu quelquefois sortir du cabinet de mon père.

— C'est vrai. Je suis le reporter de M. de Groben, dit le jeune homme après un moment d'hésitation. Je me nomme Schneider.

— Un espion prussien ! un espion prussien ! cria une voix rude à côté d'eux. Entendez-vous ces voleurs d'Allemands ?

Mais la foule applaudissait Colin et ne fit pas attention à cette exclamation. Avertis de leur imprudence, madame de Groben et Schneider continuèrent leur conversation en bon français. Schneider fit sortir de la foule ces deux dames et appela un fiacre.

— Ne pouvons-nous vous conduire quelque part? dit madame de Groben, après lui avoir adressé leurs remercîments.

— Non, merci, répliqua-t-il en souriant. Ils vont aller place Vendôme, au ministère de la Justice, et il faut que je les suive.

— Ces hommes vous intéressent donc beaucoup? dit Albertine un peu surprise.

— Vous oubliez mon métier de *reporter*, répondit-il; et il les salua au moment où elles s'éloignaient.

— Ce jeune homme a tout à fait l'air d'un homme comme il faut, observa madame de Groben.

— Il est fort bien, répliqua Albertine. Il est beaucoup mieux mis qu'il ne l'était quand je l'ai rencontré à la porte de papa.

Elles rentrèrent chez elles fatiguées et inquiètes, et demandèrent si Groben était rentré. Il ne l'était pas. Il était sorti d'assez bonne heure et n'était pas revenu.

XV

UN JEUNE HOMME MODESTE

Le même jour, à six heures du soir, Albertine et sa mère furent très-étonnées d'entendre annoncer que M. Schneider était au salon.

— Je viens, dit le jeune homme en entrant, de la part de M. de Groben, vous apporter de ses nouvelles.

— Lui est-il arrivé quelque chose? s'écria madame de Groben.

— M. de Groben est en parfaite santé, je suis heureux de vous l'apprendre, répondit immédiatement Schneider. Il m'a prié de vous prévenir qu'une affaire importante le forcerait de s'absenter toute la nuit.

— Une affaire importante! absent toute la nuit! répéta madame de Groben de plus en plus stupéfaite.

— Papa a-t-il été réellement mêlé à ces malheureuses affaires de la Bourse? demanda Albertine en fixant sur Schneider un regard perçant.

— Est-ce que M. Fernbach a été maltraité? Est-ce bien lui, en effet, que nous avons vu? demanda madame de Groben.

Mais, avant que Schneider eût pu articuler un seul mot, Albertine ajouta avec une chaleur fébrile :

M. Fernbach est-il un agent de la Prusse, un espion prussien? Papa vient-il donc en aide aux ennemis de la France?

— En vérité, mesdames, dit Schneider, pardonnez-moi si je ne puis répondre à toutes vos questions. M. Fernbach a été maltraité assez sérieusement dans l'affaire d'aujourd'hui. Il a quitté Paris pour quelque temps. On a jugé plus prudent qu'il agît ainsi, car une multitude irritée ne s'arrête guère à considérer si ses victimes sont innocentes ou coupables. M. de Groben a pensé, je crois, que son devoir d'ami était de l'accompagner; mais il ne m'avait pas chargé de vous parler de tout cela.

La dernière partie de l'explication de Schneider avait été surtout adressée à Albertine, qui parut dès lors plus satisfaite, bien qu'elle n'ajoutât aucun commentaire.

— Sans doute, dit madame de Groben, qui était très-désireuse de voir sa fille se calmer et qui se sentait elle-même soulagée en apprenant que M. de Groben était en sûreté, sans doute ce pauvre M. Fernbach peut être tout à fait innocent. — Pour elle, elle en était convaincue, toute la part de son mari se bornait à un acte de bienveillance à l'égard de son ami Fernbach.

— Je n'ai jamais entendu parler de ce monsieur que dans les meilleurs termes, observa Schneider. Je n'ai eu avec M. de Groben qu'un entretien très-court. J'avais couru chez moi, près de la gare de Strasbourg, pour écrire quelques notes sur la journée; il y vint lui-même en passant et me pria de vous apporter les nouvelles que je viens de vous communiquer.

— Vous avez été bien bon de venir nous trouver tout de suite, dit madame Groben. Vous nous avez rendu deux fois service aujourd'hui. J'espère qu'après nous avoir quittées, vous avez pu gagner la place Vendôme?

— Oui, répliqua Schneider. Je suis arrivé avec les derniers rangs de la foule. Par un singulier hasard, qui n'a pas été pour lui très-heureux, Émile Ollivier revenait au même moment de Saint-Cloud. Comme il descendait de son coupé, il fut entouré, et il s'ensuivit une lutte entre quelques individus grossiers, qui commencèrent à l'insulter, et d'autres personnes qui prirent sa défense. Il put toutefois rentrer chez lui sain et sauf. Immédiatement une députation lui fut envoyée pour demander la fermeture de la Bourse jusqu'à la fin de la guerre.

— On avait bien raison, dit Albertine.

— Et a-t-il donné des nouvelles de la guerre? demanda madame de Groben.

— Au contraire, il a affirmé qu'on n'avait pas reçu d'autres dépêches que celles qui étaient déjà connues du public.

— A-t-il promis que l'on saurait enfin quelque chose d'ici à peu?

— Il a promis que les nouvelles, bonnes ou mauvaises, seraient publiées, répondit Schneider. Mais quant à fermer la Bourse, Ollivier a déclaré qu'il lui était impossible de prendre une mesure aussi grave sous sa seule responsabilité.

— Et s'est-on contenté de cette réponse? demanda Albertine.

— Tout le monde s'est retiré, ajouta Schneider en riant, et je suis moi-même parti. Mais les Parisiens sont des gens légers, il faut bien le reconnaître : un instant après, ils sont revenus en plus grand nombre qu'auparavant pour présenter de nouveau la même requête.

— Ils voulaient sans doute à tout prix avoir des nouvelles. Cette absence de renseignements est assurément fort étrange, monsieur Schneider, remarqua madame de Groben.

— Quand on eut crié pendant un certain temps, Ollivier finit par céder. Il s'avança sur le balcon et répéta ses promesses antérieures. Il fit un petit discours, absolnment comme il l'aurait fait devant un tribunal, et termina en suppliant ses auditeurs de ne pas donner aux Prussiens la joie de voir des agitations qui ne font que distraire et inquiéter l'esprit public.

— C'est en effet bien triste que de semblables actes de trahison puissent se passer en France, observa Albertine.

— Il ne faut pas croire trop facilement aux rumeurs populaires, répliqua Schneider. Je dois dire que, dans les groupes, on ne paraissait pas du tout convaincu par ce qu'avait dit le ministre. On s'est retiré, mais au milieu d'imprécations contre lui et en demandant à grands cris la liberté absolue de la presse. On vient à l'instant d'afficher une proclamation qui reproduit à peu près les paroles d'Ollivier.

Sur ces mots, Schneider sortit. Madame de Groben et sa fille demeurèrent seules et purent réfléchir aux incidents de la journée.

XVI

UN DIMANCHE MÉMORABLE

Le jour suivant, le dimanche 7 août 1870, fut pour Paris un jour de deuil qui ne sera pas de longtemps oublié.

Déjà la veille au soir de sinistres rumeurs s'étaient répandues : on parlait d'un terrible désastre ; mais la vérité n'était pas entièrement connue. Le 7, en s'éveillant, on apprit la défaite de Wissembourg, et l'on annonçait des nouvelles encore plus tristes quelques heures après. D'horribles détails arrivèrent qui passèrent bien vite de bouche en bouche.

Un corps de 10 000 hommes s'était laissé surprendre près de Wissembourg par des forces supérieures. On n'avait pas soupçonné la présence de l'ennemi. Les éclaireurs et les patrouilles n'avaient rien vu. C'était à l'aube du jour : dans le camp français tout le monde s'occupait du repas du matin, quand tout à coup éclata le bruit du canon, terrible et menaçant, et les obus commencèrent à tomber comme la grêle.

Les Français se précipitèrent sur leurs armes. Le général Douai avait sous ses ordres deux régiments de ligne, un bataillon de chasseurs à pied, un régiment de turcos et un de chasseurs à cheval; c'était tout. Trois petites pièces formaient toute l'artillerie.

Bientôt vint se masser sur les hauteurs voisines une

formidable armée prussienne, composée de cavalerie et d'infanterie, au nombre de 100 000 hommes. Avec leur artillerie, qui était excellente, ils entretinrent sur les tentes françaises et sur tous les bâtiments un feu incessant, et portèrent la destruction dans les rangs à mesure que les soldats tentaient de se réunir.

Les Français furent forcés de chercher un abri derrière quelques bâtiments, d'où ils pussent tirer; mais les boulets ennemis les poursuivaient sans relâche et les délogeaient de partout.

Ils s'élancèrent alors comme des fous pour charger à la baïonnette, — l'arme française par excellence, — et accomplirent des prodiges de valeur. Mais tout fut inutile. Le nombre des Prussiens allait sans cesse en augmentant, et les canons de campagne continuaient leur œuvre meurtrière dans les rangs français : officiers et soldats étaient fauchés par la mitraille et tombaient dans l'attitude du combat; le sol était jonché de leurs corps. Le général Douai tomba lui-même au milieu de ses soldats.

Cette lutte inégale d'un contre dix se prolongea jusqu'à deux heures de l'après-midi, pendant huit grandes heures. Puis les Français se replièrent à travers les vignes et les bois, conservant vaillamment leurs canons, et sans avoir perdu un seul drapeau.

Albertine lut tous ces détails avec des yeux en pleurs, et, ce matin-là, à la messe, pria avec une grande ferveur pour le succès futur de son pays.

A la première nouvelle de ce désastre, qui ouvrait si tristement la campagne, les Parisiens furent consternés ; mais, avec l'ardeur bouillante qui est dans leur caractère, ils se relevèrent vite et reprirent courage. Mac-Mahon était là ; ils espéraient en lui, ils comptaient sur lui pour prendre une rapide et éclatante revanche. Toutes les craintes d'Albertine et à la fois ses plus grandes espérances se concentraient de même sur l'armée de Mac-Mahon.

Mais, hélas ! dans cette même matinée du 7 août, toute la vérité fut bientôt connue. Mac-Mahon lui aussi avait été vaincu.

Paris fut vraiment foudroyé. De semblables calamités semblaient trop grandes pour être croyables ; sans se connaître on s'abordait dans les rues ; le malheur avait établi une fraternité universelle ; tout le monde se parlait et se communiquait tout bas ses anxiétés. La dernière lueur d'espérance avait disparu : sur toutes les figures on ne lisait plus que le désespoir.

La dépêche de l'empereur avait été affichée sur tous les murs ; ses paroles étaient menaçantes.

— Tout n'est pas perdu, cependant, écrivait Napoléon. Hâtez-vous de mettre Paris en état de défense.

Ne savait-il pas combien toute tentative de défense eût été désespérée avec si peu de temps devant soi, si les Prussiens eussent marché immédiatement sur Paris ?

Albertine apprit avec stupeur ces nouvelles successives. Naturellement elle fut parmi les incrédules en ce qui touchait la défaite de Mac-Mahon ; mais il lui fut impossible de fermer longtemps les yeux à la lumière. Les faits étaient trop clairs. Il ne lui restait plus qu'à pleurer sur les désastres de la France et à trembler sur le sort de son amant.

Madame de Groben et Albertine étaient tristement assises en face l'une de l'autre. Que faire si ce n'était échanger leurs sombres pensées, et jeter les yeux de nouveau sur les journaux pour y relire la confirmation de leurs malheurs? Albertine s'approchait à tout instant d'une fenêtre, comme si en regardant sur la place de la Madeleine elle eût pu apprendre d'autres nouvelles. Quand arriverait la poste avec des nouvelles positives sur le sort des combattants? Quelles seraient ces nouvelles? On n'entendait toujours pas parler de Groben.

A ce moment, la sonnette de la porte d'entrée retentit.

Schneider fut introduit. A sa vue, la mère et la fille furent profondément désappointées.

— J'espère que vous voudrez bien excuser la liberté que je prends.

— Je suis très-enchantée de vous voir, et vous êtes bien bon d'être venu, dit madame de Groben d'un ton cordial : elle espérait qu'il lui donnerait des nouvelles de son mari.

— Pensant que M. de Groben n'avait pu revenir, continua-t-il, j'ai pris la liberté de venir m'informer de l'état de vos santés, après les émotions d'hier et les tristes nouvelles d'aujourd'hui.

— Avez-vous appris quelque chose de nouveau, c'est-à-dire quelque nouvelle postérieure aux dépêches officielles? demanda Albertine avec empressement.

— Non, répondit Schneider, il n'y a rien de nouveau, que je sache, au point de vue militaire.

— Si l'on allait directement au ministère de la guerre pour demander des renseignements, ne pourrait-on pas obtenir des détails? demanda Albertine en rougissant.

— C'est impossible. Personne n'est reçu. Il y a eu conseil toute la nuit aux Tuileries. L'impératrice, appelée en hâte de Saint-Cloud, y est arrivée très-tard. Les délibérations ont continué jusqu'à quatre heures du matin, et ce matin à huit heures les ministres étaient de nouveau en conseil avec elle.

Madame de Groben soupira : Quelles mesures pensez-vous qu'on prenne? dit-elle.

— Le Corps législatif va être immédiatement convoqué, et alors nous verrons.

— Paris est-il prêt? demanda Albertine. Peut-il se défendre en cas d'attaque, bien que je suppose que les Prussiens ne pourront guère avancer aussi loin?

— On commence à mettre en état les fortifications, répondit Schneider en réprimant très-vite un sourire involontaire. Hier on a monté la première pièce de canon sur un bastion près de la porte Maillot.

— Je suppose que l'affaire de la Bourse d'hier est tout à fait oubliée ou qu'on l'a perdue de vue au milieu des sérieuses nouvelles de ce matin? remarqua madame de Groben.

— Pas tout à fait. Il vient de paraître une ordonnance de police enjoignant à tous les individus natifs de l'un des pays en guerre avec la France et non naturalisés de se munir d'un permis de séjour s'ils veulent rester à Paris, et cela sous peine d'arrestation.

— Vraiment! répliqua madame de Groben. Est-ce que cela regarde mon mari?

— Je ne le pense pas. M. de Groben a depuis si longtemps résidé en France! Et d'ailleurs son mariage et ses relations...

— Doivent positivement plaider en sa faveur, dit en finissant la phrase madame de Groben. J'espère qu'il nous sera permis de rester.

— Nous! s'écria Albertine; pourrait-il y avoir un doute là-dessus?

— Je n'abandonnerais pas ton père, s'il était forcé de retourner en Prusse.

— En Prusse! aller en Prusse en ce moment, au milieu des vainqueurs insolents de mon pays! J'aimerais mieux être jetée dans une prison; j'aimerais mieux mourir.

— Soyez-en sûre, M. de Groben pourra rester, dit Schneider d'une voix douce.

— Et vous-même, monsieur? demanda madame de Groben.

— J'en courrai la chance, répondit-il; mais je n'en suis pas très-sûr, comme je n'ai ici aucun lien de famille.

— Êtes-vous attaché à la France? demanda Albertine en le regardant en face et en cherchant à lire dans ses yeux.

— Sans doute, dit-il, je lui dois mon pain quotidien.

Un sourire de mépris effleura les jolies lèvres d'Albertine. Il y avait dans le ton du jeune homme quelque chose d'obséquieux qui lui inspirait, à elle, de la méfiance, et avait détruit l'impression favorable produite au début par sa bonne mine et ses manières agréables. Elle ne croyait plus à ce qu'il disait.

— Est-ce vrai, monsieur Schneider, ajouta-t-elle d'un ton malicieux, ce que disent les journaux de ce matin au sujet de grosses sommes en or français qui auraient été saisies à la gare de Strasbourg ?

— Je ne puis le dire.

— Je ne m'étonnerais pas, après tout, continua Albertine, que M. Fernbach eût emporté de l'or avec lui. J'ai vu pour sûr, en outre du sac de voyage, plusieurs paquets qui paraissaient assez suspects.

Les jours suivants, des détails relatifs à la bataille de Reischoffen arrivèrent à Paris par dépêches officielles ou privées et vinrent déchirer le cœur d'Albertine.

L'armée de Mac-Mahon, en retraite sur Haguenau, y était arrivée pendant la nuit, et dans la matinée suivante. Les habitants stationnaient en foule au milieu des rues. Les paysans en fuite arrivaient par flots, se sauvant devant l'invasion. De longues files de chariots se succédaient, chargés de meubles, de lits, etc., avec les enfants en pleurs sur le haut des voitures et les parents désolés marchant à côté des chevaux. Les soldats avançaient par petits détachements, épuisés de fatigue, n'ayant rien mangé depuis vingt-quatre heures et par-dessus tout le cœur brisé. — Si, du moins, ne cessaient-ils de répéter, nous n'avions été qu'un contre deux !

Peu à peu vinrent les blessés : d'abord ceux qui

pouvaient encore marcher, et ensuite les autres plus grièvement atteints dans des voitures. Les sœurs de charité et les membres de l'internationale étaient en pleine activité.

— Oh ! maman, s'écriait Albertine, pour l'amour de Dieu, que je voudrais être avec eux ! Penser qu'il y a là-bas deux mille pauvres soldats blessés, qui souffrent, qui manquent de pain, qui n'ont même pas d'eau ; et nous ici sommes bien tranquilles à ne rien faire !

XVII

ERNEST A ALBERTINE

« Albertine, nous avons été battus. Paroles amères à prononcer ! mais nous ne sommes pas vaincus. La France a une grande revanche à prendre. Le maréchal Mac-Mahon a été magnifique. Je suis légèrement blessé ; ne vous inquiétez pas, ce ne sera rien.

» Mes respects à monsieur et madame de Groben.

» A vous pour toujours.

» Ernest de Mirville.

» Haguenau, le 7 août 1870. »

— Maman, allons le retrouver, je t'en supplie !

— Quitter Paris, et ton père est absent ! s'écria madame de Groben, après avoir jeté les yeux sur la lettre d'Ernest et lu ce qu'il disait.

Mais ses yeux comme ceux d'Albertine étaient inondés de larmes.

— Ma chère maman, ne me refusez pas. Partons. Quoi, Ernest est blessé, et je n'aurai pas la consolation de le soigner ! La première sœur de charité venue sera près de lui, et moi je n'y serai pas !

Son bras était autour du cou de sa mère, et ses yeux en pleurs imploraient une réponse.

— Ma chère enfant, il dit que sa blessure est légère. Nous le trouverions sans doute déjà parti pour rejoindre l'armée de Mac-Mahon.

— Je le connais mieux que vous. Il parle d'une blessure légère ; mais qui sait ? Ce qu'il dit ne prouve rien.

— Et s'il est parti ?

— Et si nous le trouvons dangereusement blessé ! Oh ! mère, ne me condamnez pas à une pareille agonie.

— Que dirait ton père ? Tu sais combien il est pointilleux pour les plus petites choses. Serait-il satisfait que nous eussions quitté Paris à son insu ?

— Mon fiancé est blessé, et nous n'avons aucun moyen de prévenir papa. Il ne nous a même pas écrit ni donné son adresse.

— Nous sommes aujourd'hui le 9, calcula madame de Groben, voilà trois jours qu'il a quitté Paris.

— Maman, chère maman, partons.

— Rien ne peut me faire deviner ni où il est ni quand il reviendra. Jamais, depuis mon mariage, je ne me suis trouvée dans une semblable position.

— Je devine bien où est papa, s'écria Albertine avec

amertume, et ce qu'il est en train de faire. Nous le trouverions probablement à Strasbourg aujourd'hui. C'est tout près de Haguenau; il est en train d'expédier l'or français aux ennemis de la France. Oh! mon Dieu! oh! mon Dieu! dire que mon père est l'ennemi d'Ernest, que mon père n'a d'amour que pour cet or ignoble et odieux!

Et, encore plus excitée par cette explosion de sentiments, Albertine au désespoir se jeta sur une chaise et sanglota violemment. Madame de Groben savait trop bien qu'il n'y avait qu'un seul moyen de la calmer : elle n'osait encore se décider. Mais les angoisses de son enfant étaient autant de tortures pour cette pauvre mère. A la fin elle dit :

— Si ton père ne revient pas, ou ne nous le défend pas, ce soir, cher amour, ou demain matin, par le premier train, nous quitterons Paris.

Et elle se pencha sur la jolie tête de sa fille et la pressa tendrement sur son cœur.

XVIII

UNE CRUELLE SURPRISE

Madame de Groben et Albertine arrivèrent à Haguenau dans la nuit du 10 août. Ce fut pour elles une triste tâche de rechercher Ernest de maison en maison, à travers les rues encombrées de la ville ; mais elles ne perdirent pas une minute, et finirent par le trouver. Sans se lasser, elles avaient demandé à toutes les portes un officier français blessé, le capitaine de Mirville, et enfin une sœur de charité avait répondu :

— Oui, nous avons ce nom.

— Quel bonheur ! murmura Albertine.

Il était dans une maison particulière avec deux autres officiers français. Des sœurs de charité les soignaient. Il avait été blessé beaucoup plus sérieusement qu'il n'avait jugé à propos de le dire. Cependant Albertine murmurait toujours avec ferveur :

— Quel bonheur !

— Vous êtes la sœur du jeune homme ? demanda une garde-malade dont la figure était très-douce, et qui portait le costume bien connu des Filles de Saint-Vincent de Paul.

— Sa fiancée, répondit madame de Groben; et moi, je suis sa belle-mère.

— Alors, laissez-moi vous dire d'abord un mot, dit la sœur avec empressement. Il est un peu tard pour mademoiselle... il est un peu tard pour déranger notre malade ce soir.

Elle essaya d'emmener madame de Groben dans une petite chambre voisine ; mais Albertine ne voulut pas rester en arrière.

— Est-il plus mal ? est-il mourant ?... Je puis tout supporter ! s'écria-t-elle. Dites-moi la vérité, et laissez-moi aller près de lui.

— Non, dit la sœur d'un air gai ; il est mieux, et avec l'aide de Dieu il guérira.

— Dieu soit loué !... Mais, ma sœur, qu'y a-t-il encore ?

— Peut-elle supporter un grand chagrin? demanda la sœur à madame de Groben; est-elle assez bonne chrétienne pour cela?

— Dites-moi d'abord tout bas ce qu'il y a, dit madame de Groben.

— On lui a coupé un bras, répondit la sœur.

Albertine avait entendu. Elle pâlit et se soutint en s'appuyant sur sa mère; tout semblait tourner autour d'elle, elle crut qu'elle allait tomber. La sœur lui prit les deux mains et les embrassa.

— C'est dur, bien dur à supporter! murmura-t-elle à la fin; mais il m'est du moins conservé... Oh! que je remercie Dieu de l'avoir sauvé!

— Pauvre chère fille! pauvre enfant! s'écrièrent presque en même temps la sœur de charité et madame de Groben.

— Pour l'amour de Dieu, ne me plaignez pas, ou je me trouverai mal avant de le voir. Ma sœur, sa carrière est-elle perdue sans espoir? Est-ce le bras droit?

— Non, c'est le bras gauche: c'est là sa consolation. Il ne tient qu'à une chose: se rétablir très-vite pour aller rejoindre le maréchal. Il m'a donné à entendre qu'il craignait de ne plus plaire autant à une certaine personne.

— Cher Ernest! il me connaît trop bien pour avoir cette crainte! Et cependant, la première fois que je le verrai ainsi, cela me brisera le cœur. Il était si beau! une tournure si martiale! ajouta-t-elle.

Et elle pensait à la dernière visite qu'il lui avait faite vêtu de son brillant uniforme, et elle jouissait encore, par le souvenir, du plaisir, bien naturel à une jeune fille, qu'elle avait éprouvé à se savoir aimée par un si bel officier.

— Ah ! dit en soupirant sœur Véronique, l'expérience de chaque jour nous apprend la vanité de tous les biens terrestres !

— Pouvons-nous aller auprès de lui ? demanda Albertine ; est-il éveillé ?

— Il l'était... Je vais le préparer. Il faut lui éviter toute émotion violente, ajouta-t-elle en regardant Albertine.

— Maintenant je suis calme, tout à fait calme, dit la pauvre Albertine.

La sœur sortit et revint immédiatement en disant :

— Il vient de s'endormir... Je pense qu'il vaudrait mieux le laisser tranquille jusqu'à demain matin.

— Assurément, répliquèrent en même temps la mère et la fille, bien que ce fût pour la pauvre fille un grand désappointement.

Elles se préparèrent à passer une triste nuit, dans la petite chambre où elles avaient attendu. Des châles et des manteaux devaient leur servir de lits. Il y avait en outre un petit canapé et plusieurs chaises. Albertine obligea sa mère à se coucher. Quant à elle, elle resta debout toute la nuit.

La sœur voulait leur envoyer un matelas et des draps ; mais elles déclarèrent qu'elles n'avaient besoin de rien. De quoi peut-on se soucier, en effet, quand on a dans le cœur de telles inquiétudes ?

Comme la sœur de Saint-Vincent de Paul sortait de la chambre, Albertine la suivit jusqu'à la porte, et lui glissa tout bas quelques mots dans l'oreille. La bonne sœur en saisit-elle bien le sens ?

— Priez pour moi, ma sœur; priez pour que je n'en arrive pas à haïr mon père !

Sœur Véronique fut convaincue qu'elle avait mal compris. En tout cas, elle se tourna vers Albertine, et lui dit doucement :

— Que la paix de Dieu soit avec vous !

XIX

RÉCIT DE LA BATAILLE DE REICHSHOFEN, PAR E. DE MIRVILLE

Le premier mouvement d'Ernest, quand il les vit entrer dans sa chambre le jour suivant, fut de se couvrir la figure avec le bras qui lui restait. Il rougissait de n'être plus qu'un pauvre estropié devant la femme qu'il aimait. Il résista à cette première impulsion, et tendit bravement la main à Albertine en la regardant avec des yeux brillants et pleins d'amour.

Ce fut une triste, une bien triste entrevue pour tous les trois.

Il répondit d'abord aux questions anxieuses qu'elles lui adressaient sur lui-même, et s'informa ensuite de M. de Groben. Puis la conversation tomba sur la bataille.

— Dites-nous tous les détails dont vous vous souvenez, dit madame de Groben.

— Si cela ne vous fatigue pas trop, ajouta Albertine.

— Non, non.

— Le maréchal a été surpris par des forces très-supérieures ? demanda madame de Groben.

— Mais non, il n'a pas été surpris : notre infortune, cela est prouvé, est due aux fautes des autres. Au moment où nous allions nous trouver en présence d'une armée beaucoup plus nombreuse que la nôtre, le maréchal télégraphia au quartier général pour demander immédiatement du renfort. Il ne put obtenir que cette seule réponse : « Attaquez. » — A un autre télégramme très-pressant de Mac-Mahon, ce fut encore la même stupide et outrecuidante réponse : « Attaquez. »

— Et Mac-Mahon attaqua ?

— Sans doute, il attaqua : Mac-Mahon est un soldat.

— Combien d'hommes aviez-vous ? demanda Albertine.

— A peu près 35 000 hommes.

— Et combien y avait-il de Prussiens en face de vous ?

— En tout, plus de 140 000 hommes.

— Une boucherie en règle, dit Albertine en frémissant.

— Ce ne fut pas autre chose. Nous formions trois corps d'armée : le maréchal faisait lui-même face à Reichshofen et avait l'ennemi devant lui. Nos deux autres corps étaient placés, l'un, sur notre droite, dans le village de Wœrth, l'autre, sur la gauche, à Eberbach. Les Prussiens commencèrent la canonnade à peu près à sept heures du matin, et, à dix heures,

60 000 hommes marchaient droit sur nous. Mac-Mahon rappela son aile droite d'Eberbrach, et nous obligeâmes une première fois l'ennemi à battre en retraite. Mais, pendant ce mouvement, une nouvelle armée toute fraîche, de plus de 60 000 Prussiens, sortait tout à coup de la forêt de Wœrth, qui avait masqué leur approche, et s'élançait en colonnes serrées sur nos quelques régiments placés en avant du village. Albertine, je n'oublierai jamais ce terrible moment.

— Vous étiez à côté de Mac-Mahon. Est-ce alors que vous avez été blessé ? sécria-t-elle, en évoquant pour ainsi dire devant ses yeux cette scène terrible.

— Non, ce n'est pas à ce moment. Nos ennemis, nous l'avons appris à nos dépens, avaient une magnifique artillerie. Leurs canons moissonnaient nos hommes par compagnies entières, et, pendant tout ce temps, nous n'avions nous-mêmes que quelques rares pièces de campagne, une quantité insuffisante de munitions, et, par-dessus tout, nous étions épuisés par le manque absolu de nourriture.

— Est-ce possible ? s'écria Albertine. Et comment pouviez-vous encore endurer de telles fatigues ?

— Le désespoir nous donnait des forces. Une mort inévitable semblait nous attendre, et nous étions tout prêts à courir au devant d'elle. Obus, boulets, balles, tombaient comme de la grêle au milieu de nous ; mais nous ne reculions pas d'un pouce. A plusieurs fois, les colonnes prussiennes attaquèrent la division du général Raoult ; et autant de fois nos braves zouaves les repoussèrent à la pointe des baïonnettes et les précipitèrent en grand nombre dans la Sauerbach. Mac-Mahon était partout à la fois au plus fort de la mêlée, et toujours aussi calme que vous auriez pu le voir à la parade. Bref, en dépit de cette terrible inégalité de nombre, à cinq heures de l'après-midi nous espérions encore la victoire; mais, à ce moment, des troupes fraîches arrivèrent aux Prussiens et nous prirent en flanc.

Albertine cacha sa figure dans ses mains, comme si elle pouvait, la pauvre enfant, effacer ce terrible désastre, en détournant les yeux.

— Notre général, continua Ernest, voyant la tournure désespérée des affaires, nous ordonna, à nous, son état-major, de rester où nous étions, et chargea une dernière fois à la tête des troupes. Nous connaissions trop bien notre devoir pour obéir. Ce fut là que tombèrent bravement tant de nobles fils de France, — Gramont, Vogné, Colson, etc., — quelques-uns blessés, d'autres pour ne plus se relever. C'est à ce moment que je fus blessé moi-même, mais je m'en aperçus à peine. Le maréchal ne fut pas atteint.

— Et vous ne vous êtes pas évanoui par la perte de votre sang?

— Non, j'éprouvai une sensation de froid dans tout le bras, puis une faiblesse au cœur. Et je crois que je n'eus que le temps de transmettre les ordres pour la retraite qui venait de sonner.

— Ernest, mon cœur se brise, dit Albertine. Mais alors elle se rappela que toute émotion de sa part pouvait lui faire beaucoup de mal, et elle garda le silence.

Madame de Groben ne voulut pas permettre à Ernest de commencer le récit de la retraite, déclarant qu'il devait être épuisé de fatigue; et il l'était en effet.

Elles le laissèrent donc se reposer, et ce fut dans une autre entrevue qu'il termina sa relation de Reichshofen.

— Au point de vue moral, Albertine, dit Ernest, la retraite fut plus grande qu'une victoire.

— Je le crois bien ; mais dites-moi comment.

— Pour sauver ce qui restait de l'armée, il était nécessaire qu'un certain nombre d'hommes fissent le sacrifice de leur vie. Mac-Mahon ordonna à un régiment de cuirassiers d'arrêter la marche de l'ennemi qui s'avançait sur nous comme les flots d'un torrent menaçant. Nos cuirassiers se précipitèrent à une mort certaine, et toujours se reformant à mesure que leurs rangs étaient brisés, ils frappaient en désespérés, et malheureusement sans effet, en se ruant sur le front de l'ennemi. Mais de nouveaux bataillons venaient sans cesse renforcer les Prussiens, et, tout à coup, nous aperçûmes que les cuirassiers n'avançaient plus. C'est qu'en réalité il n'y avait plus de cuirassiers. Un splendide fait d'armes venait d'être accompli.

— Mon Dieu ! s'écria Albertine.

— Une heure bien précieuse avait été ainsi gagnée, continua Mirville : il fallait en gagner une autre encore. Mac-Mahon fit appel aux chasseurs à cheval, et l'exemple d'héroïsme que venaient de donner les cuirassiers, les chasseurs le renouvelèrent. Bien peu d'entre eux sont revenus parmi nous ; mais le sacrifice de ces deux régiments avait sauvé l'armée, qui put, à l'abri de toute poursuite, opérer sa retraite sur la route de Saverne. La France, à l'heure même de sa défaite, pouvait encore être fière de ses enfants.

Albertine trouva un prétexte pour sortir, afin de

pouvoir pleurer librement. Son âme débordait de patriotisme et d'amour, de désespoir et d'admiration.

Un autre jour, elle demanda à Ernest de nouveaux détails, et jamais il ne se lassait de parler de ces tristes journées. Dans un régiment, le drapeau avait changé vingt-deux fois de mains : vingt et une fois de suite le porte-drapeau fut massacré, et le vingt-deuxième seulement put sauver son précieux dépôt.

Il mentionna aussi cette fatale erreur du télégraphe, par suite de laquelle deux divisions de de Failly furent envoyées à Hanspach, au lieu de venir à notre secours à Lansbach.

Enfin, il leur donna tous les détails de la désastreuse défaite de Frossard à Forbach. C'était toujours la vieille et triste histoire : une victoire au début et ensuite une défaite, parce que les Français n'avaient jamais de réserves pour appuyer leurs premières troupes, en présence d'un ennemi trois fois plus nombreux. Et elle réfléchissait que tout cela s'était passé ce même 6 août, dans ce jour fatal où Paris enorgueilli avait pour un moment rêvé la victoire.

Jamais épouse n'avait plus ardemment partagé les sentiments d'un soldat que la fiancée d'Ernest : avec lui, elle préférait le danger et la mort à une sécurité sans gloire ; avec lui, elle aimait sa patrie beaucoup plus qu'elle-même.

XX

JUGEMENTS SUR LA COUR IMPÉRIALE

Plusieurs jours se passèrent. Les Prussiens étaient arrivés à Haguenau et l'avaient quitté sans prendre la peine de faire prisonniers les quelques blessés qui pouvaient rester encore. Ils poursuivaient Mac-Mahon.

Mirville souffrait beaucoup plus de ses inquiétudes que de sa blessure; il s'habituait peu à peu à la perte de son bras; mais que n'aurait-il pas donné pour être en état de rejoindre son général et de prendre part aux grandes opérations qui paraissaient prochaines! Enfin, il apprit l'arrivée de Mac-Mahon à Nancy. Pour le moment le maréchal était sauvé.

Les nouvelles de Paris n'étaient pas rassurantes. Ollivier et son ministère avaient été renversés.

Le comte de Palikao, en sa qualité de ministre de la guerre, fut mis à la tête du nouveau cabinet. La chute d'Ollivier n'excita pas de regrets dans le public; mais, d'autre part, les antécédents de Palikao n'inspiraient pas grande confiance. On sentait qu'il était pris comme un remède désespéré; toutefois, ceux qui avaient confiance dans l'avenir de la France espéraient et croyaient que du moins Palikao conduirait les opérations militaires avec plus d'énergie que ses prédécesseurs.

— Je souhaite, dit un jour Albertine, que nous ayons

une transformation complète, non plus seulement dans les hommes, mais dans le système tout entier. Ne pensez-vous pas, Ernest, que la France a besoin d'une réforme radicale?

— Je suis tout à fait de votre avis. Cette guerre a modifié toutes mes idées. J'étais impérialiste, non par conviction, mais par désir de maintenir l'ordre et le gouvernement de fait, quel qu'il fût...

— Et aujourd'hui?

— Dans ces derniers jours, depuis que je suis condamné à cette couche étroite, j'ai beaucoup médité sur les malheurs de mon pauvre pays, sur ses malheurs présents et futurs, et j'en suis arrivé à penser que la République est le seul gouvernement qui puisse sauver la France.

— Est-ce possible! s'écria madame de Groben.

— Nous savions tous, continua Mirville, que l'empereur avait commis des fautes; mais, parmi nous, il y en avait bien peu qui le crussent aussi profondément ignorant qu'il paraît l'avoir été de la faiblesse militaire actuelle et de l'état général de la France.

— A quoi faites-vous allusion en particulier? demanda Albertine.

— Au nombre d'hommes qui, sur le papier, figuraient dans les cadres de l'armée, qui étaient payés par le pays comme en faisant partie, et qui n'existaient que sur le papier, tandis que l'argent avait reçu d'autres destinations; — au favoritisme, qui a fait nommer généraux en chef des hommes incapables, par la seule raison qu'ils étaient dévoués à la dynastie; — à l'erreur de l'empereur, qui a pris en mains le commandement en chef.

— Les troupes n'auraient-elles pas pu être disposées de manière à ne pas être partout attaquées d'une manière aussi désavantageuse? demanda Albertine.

— Sans doute, cela était possible. Il n'est pas facile d'expliquer cette négligence des précautions et des dispositions les plus élémentaires. Il en est résulté que deux belles armées ont été détruites sans profit et complétement perdues par un concours étrange d'imprévoyance et d'aveuglement, dit Ernest avec amertume.

— Mac-Mahon ne devrait-il pas être commandant en chef?

— Bazaine est considéré comme plus capable. Peut-être le nommeront-ils encore. Nous pouvons nous en rapporter à lui pour agir d'après ses propres inspirations.

— L'impératrice est-elle réellement une femme d'un caractère énergique, d'un jugement profond?

— Je ne le pense pas, répondit Ernest. Ce que j'admire en elle, c'est sa beauté, sa grâce et son bon cœur.

— Elle a une grande dignité, dit madame de Groben en intervenant, et une réelle piété; mais c'est une véritable spagnole.

— Que voulez-vous dire, maman, par ce mot: *une véritable Espagnole?*

— Je veux dire qu'elle a une foi profonde, des vues étroites et une certaine légèreté decaractère, ce qui se rencontre souvent chez les femmes espagnoles de la classe élevée, et s'y trouve uni à une grande dignité extérieure.

— Selon moi, dit Albertine, l'impératrice est bonne et bienveillante.

— Sa conduite a été exemplaire, remarqua madame de Groben.

— Cela peut être vrai, dit Mirville et cependant, pour parler franchement, elle a été coupable comme femme et comme souveraine.

— Vous m'étonnez, répliqua madame de Groben, je vous trouve bien sévère.

— Je le suis peut-être, dit Mirville en riant. Ce sont des sujets délicats à traiter; mais, en tout cas, l'impératrice a permis à la cour de s'entourer d'une atmosphère bien impure.

— Pouvait-elle l'empêcher ?

— Peut-être que non, et sous certains rapports cela lui était absolument impossible; mais jamais rien n'a prouvé qu'elle fût choquée de cet état de choses. Ses amies intimes ne sont certes pas à citer pour la pureté de leurs mœurs. J'avoue que tout cela me choque profondément... Une femme, et une impératrice, devrait être, selon moi, non-seulement belle et vertueuse, mais digne et sévère dans son extérieur et dans toute sa conduite; sa toilette même devrait être chaste dans son élégance.

— En vérité, vous m'amusez, dit madame de Groben avec un sourire de bonne humeur. Vous, un jeune officier, vous êtes vingt fois plus sévère dans vos appréciations que moi, qui suis une femme mûre et déjà vieille. C'est toujours la même histoire, et la nature humaine est toujours la même. Les hommes entrent dans la vie avec un type imaginaire de perfection dans la femme, et ils n'admettent pas qu'un iota puisse manquer.

— J'espère cependant que ce n'est pas le cas pour vous, observa Albertine en regardant Ernest avec un brillant sourire; car, avec moi, vous seriez terriblement désappointé.

— Voyez où nous ont entraînés nos discours sur la régénération de la France! de la *république* à l'impératrice, et de là à la perfection de la femme!

— Je souhaiterais presque une république en France, dit Albertine. Nous avons certainement besoin de grandes réformes.

— S'il ne s'agissait que de politique, remarqua madame de Groben, une réforme pourrait suffire; mais ce dont nous avons surtout besoin, c'est de plus de foi chrétienne et de plus de moralité dans toutes les classes.

— Je n'aborderai pas ces questions difficiles, dit Mirville; j'ai déjà reçu ma leçon aujourd'hui.

XXI

RÉUNION DE FAMILLE

Groben revint chez lui à Paris le 25 août, et demanda immédiatement madame de Groben et Albertine. Grand fut son étonnement d'apprendre qu'elles étaient absentes.

— Absentes ! répéta-t-il de ce ton de profonde surprise qui indique l'idée qu'on peut avoir mal entendu.

— Oui, monsieur, répondit le domestique en lui remettant un billet que madame de Groben avait laissé pour son mari au cas où il reviendrait le premier.

— Madame et mademoiselle sont parties pour la frontière, à ce que je crois, ajouta le domestique qui n'était pas fâché de se donner de l'importance en prouvant qu'il était au courant des intentions de sa maîtresse.

Ce mot que sa femme et sa fille étaient parties pour la frontière sonna d'une manière étrange aux oreilles de Groben. La lettre lui expliqua tout d'une manière qui le satisfit, du moins sur un point. Il avait craint qu'effrayées sur son compte elles ne fussent parties pour le retrouver.

— Pauvre Mirville ! pauvre garçon ! murmura Groben avec émotion en lisant la lettre de sa femme. — Puis, au grand déplaisir de son domestique, qui s'était approché pour écouter, il n'ajouta pas un mot. Groben, en toutes circonstances, parlait peu.

Dans le courant de la même journée, madame de Groben et Albertine revinrent à Paris.

Ernest allait mieux, et il avait insisté pour rejoindre le maréchal ou du moins pour essayer de le rejoindre. Mac-Mahon était en retraite de Nancy sur Châlons.

Ce fut une étrange entrevue à tous les points de vue

que celle des trois Groben, bien différente de ce qu'elle aurait été en d'autres circonstances !

Ces trois êtres avaient, sans aucun doute, un vif amour les uns pour les autres ; mais à leur affection se mêlait aujourd'hui un sentiment de gêne et d'embarras.

Madame de Groben était la moins agitée. Elle avait une grande confiance en son mari, et était sûre qu'il pourrait expliquer toutes les circonstances qui semblaient l'accuser. Sa crainte était plutôt qu'il ne désapprouvât la visite à Ernest, et qu'Albertine, dont les sentiments étaient vivement surexcités, ne heurtât les idées de son père. Les souffrances auxquelles elle avait assisté, le chagrin qu'elle avait éprouvé, tout cela n'était pas fait pour diminuer l'espèce d'exaspération qui, depuis le début de la guerre, grondait et se développait sans cesse dans le cœur d'Albertine.

Groben exprima toute la pitié qu'il ressentait pour Mirville, surtout quand il connut toute l'étendue de son malheur. Il embrassa Albertine avec affection et tâcha de la consoler. Mais quelle consolation offrir à une femme dont le fiancé a été si cruellement atteint ? Albertine comprit les intentions bienveillantes de son père et lui en fut très-reconnaissante.

Groben parla des sentiments qu'elle devait éprouver, de la pitié qu'on ressentait à voir un beau jeune homme ainsi mutilé ; il parla de tout cela de manière à faire verser des larmes à sa fille ; mais quand il en vint à la carrière d'Ernest, empêchée, sinon brisée pour toujours, et qu'il se lança dans des réflexions sur la guerre, sur les misères que beaucoup de gens avaient déjà ou auraient à supporter, il sembla à Albertine que c'était la Prusse qui parlait par les lèvres de son père, qui prédisait à la France toutes sortes d'infortunes, et qu'il se réjouissait de la ruine générale. Une certaine exaltation dans le ton, — peut-être n'était ce que son animation ordinaire, — pendant qu'il parlait, donnait à cette supposition une apparence de réalité; et cette pensée, quand elle se présenta à l'esprit d'Albertine, glaça tout son sang dans ses veines. Elle regarda un instant son père d'un air soupçonneux. Lut-il dans son regard? Elle ne put le deviner; il l'attira près de lui en silence, et l'embrassa avec tendresse.

Groben avait une faiblesse, faiblesse qu'il ne pouvait jamais complétement surmonter, c'était son amour pour son enfant. Albertine le savait bien. En réponse à ses caresses, elle versa un torrent de larmes.

Ce fut avec un profond soulagement que madame de Groben entendit dire à son mari qu'il approuvait tout à fait le voyage à Haguenau. « Elle avait eu parfaitement raison, et s'il eût été à Paris, il lui aurait conseillé lui-même de partir. »

Puis, sans en être sollicité, Groben essaya de donner quelques explications sur sa propre conduite. Il dit à sa femme qu'il était parti pour protéger son ami Fernbach contre les fureurs de la foule; on ne savait ce qui pouvait arriver dans un moment d'exaltation populaire.

Fernbach, à ce qu'il paraît, avait été reconnu par quelques personnes à la gare de Strasbourg, et avait été très maltraité au moment où il sortit de sa voiture. Mais Groben avait réussi à le mettre en sûreté, et aucune insulte, dit-il, n'avait été dirigée contre lui-même. Il était allé avec Fernbach jusqu'à la quatrième station sur la ligne de l'Est, et l'avait laissé là pour revenir à Paris chercher madame Fernbach et ses filles.

— Vous êtes revenu à Paris, s'écria madame de Groben, et vous ne nous avez pas donné signe de vie !

Et son ton exprimait qu'elle était aussi choquée que surprise.

— C'était impossible. Je revins comme je vous le dis, mais pendant la nuit. J'avais à emmener ces pauvres femmes immédiatement. Songez à l'inquiétude qu'elles ont éprouvée !

— C'est vrai. Eh bien ! les avez-vous emmenées?

— Oui, nous avons rejoint Fernbach, et nous sommes tous allés jusqu'à Strasbourg.

— Je vous l'avais bien dit, que papa était à Strasbourg; j'en étais sûre, dit tranquillement Albertine.

— Pourquoi étiez-vous obligés d'aller aussi loin ? demanda madame de Groben.

— J'étais parmi les vendeurs de samedi, répondit Groben.

— Oh, papa ! s'écria Albertine avec amertume.

— Carl ! s'écria sa femme.

— Eh bien ! que veut dire cette émotion ? s'écria Groben à son tour d'un ton calme et légèrement sévère; mais Albertine remarqua qu'il devenait plus pâle en parlant.

— Fernbach et d'autres me conseillèrent de vendre samedi ; nous n'étions pas sans doute au courant des tristes manœuvres de ce jour, dit Groben ; et sa voix était très calme, et il était parfaitement maître de lui.

— Sans doute, répéta Albertine d'une voix basse et rêveuse. Elle parlait si bas que le mot n'arriva pas aux oreilles de Groben, bien qu'il l'eût vue remuer les lèvres.

— Alors il y a eu erreur au sujet de M. Fernbach et de vous-même, demanda sa femme, qui soupirait après une réponse affirmative. O Carl ! nous étions si terrifiées quand nous avons entendu crier votre nom.

Groben sentait que les yeux d'Albertine étaient braqués sur lui, et il répondit en hésitant :

— J'étais malheureusement, je le répète, parmi les vendeurs, mais pour une si faible somme que cela seul suffirait pour m'absoudre, s'il y avait le moindre soupçon sur moi.

— Dieu merci ! s'écria Albertine à haute voix.

— Carl, j'en étais sûre ! mais dites-moi : pourquoi M. Fernbach était-il ainsi en butte aux attaques de la foule ?

— Il avait fait ce jour-là de très-grandes spéculations ; je ne crois pas que ce fût dans une mauvaise intention. Il était forcé d'agir ainsi. C'est un habile, un très-habile spéculateur : les circonstances l'ont entraîné ; il acheta et vendit juste aux bons moments. En somme, il réalisa un bénéfice important, et son nom fut mis en avant, je suppose, par ceux qui avaient perdu.

— C'est une très-fâcheuse circonstance. Pourra-t-il jamais revenir ? demanda madame de Groben.

— Il est plus prudent de sa part de rester hors de Paris pour le moment. Je les ai laissés bien installés à Strasbourg, mais peut-être jugeront-ils à propos de passer la frontière.

— Marie pourra chanter son *Rhein Wacht* avec plus de succès sur l'autre rive, remarqua Albertine.

Cette observation ne fut pas relevée, et madame de Groben continua :

— Mais vous ne m'avez pas dit pourquoi vous êtes resté si longtemps absent.

— Comme mon nom avait été mêlé à ces affaires, et que j'avais protégé la fuite de Fernbach, ils pensèrent qu'il serait plus prudent de ma part de m'absenter, et j'étais moi-même de cet avis.

— Êtes-vous sûr d'être maintenant tout à fait en sûreté? demanda madame de Groben avec crainte.

— Oui, je le crois. Je ne vous ai même pas écrit par plus de précaution. J'avais prié Schneider de venir vous donner de mes nouvelles. J'ai appris qu'il était allé voir les Fernbach, comme je lui avais demandé de le faire quand il vous aurait vues.

— M. Schneider est revenu le dimanche ; nous ne l'avons pas vu depuis.

— Il est probablement venu pendant votre absence. Les domestiques lui auront dit simplement que vous n'y étiez pas.

— Comme il est informé des moindres détails ! se dit à elle-même Albertine, mais sans prononcer une parole.

— Les spéculateurs et la panique sur l'or sont oubliés aujourd'hui, dit Groben en se frottant les mains, mais je trouve à la place une fièvre, une rage d'espions. Et comme il murmurait ces mots, un léger sourire effleura ses lèvres.

Albertine le regarda en face d'un œil inquisiteur, mais il ne vit pas ou ne voulut pas voir ce regard.

— C'est justement ce qui m'alarme, seulement je ne voulais pas aborder ce sujet, répondit madame de Groben. Est-il bien certain que votre origine allemande ne donnera lieu à aucun soupçon?

— Sans doute, on ne peut être sûr de rien en des temps d'agitations populaires; mais je crois que je puis, et cela assez facilement, passer pour Français. Schneider est venu au devant de moi, au chemin de fer. Il a fait une enquête, j'en ai fait une de mon côté. Nous avons nos permis en due forme de la police. Nous parlons le français sans le moindre accent étranger. Ce pauvre Fernbach avait contre lui, vous le savez, sa prononciation gutturale, ajouta-t-il en riant.

— Oui, c'est vrai, répondit sa femme; j'espère donc que pour vous tout est en règle.

Madame de Groben soupira et ne parut pas être tout à fait aussi contente que ces derniers mots semblaient l'indiquer.

Ce soir-là, Albertine profita d'un moment où sa mère était absente de la chambre, et, allant à son père, lui dit vivement :

— Papa, j'ai besoin d'avoir avec vous une conversation particulière, qui sera peut-être longue : il me la faut à tout prix, mais je ne veux pas que maman en sache rien. Puis-je aller vous trouver demain matin?

Groben parut surpris et contrarié, et comme il tardait à répondre, elle répéta sa demande :

— Puis-je aller vous trouver demain matin?

— De quoi s'agit-il donc, ma chère fille? répliqua-t-il. Mon enfant bien-aimée! ajouta-t-il en allemand, comme cela lui arrivait quelquefois dans ses instants de plus grande tendresse.

Un léger frisson, qui n'échappa pas à son père, agita toute la personne d'Albertine.

Mais en ce moment la voix de madame de Groben se fit entendre au dehors, et la jeune fille lui dit très-rapidement :

— Pas un mot à maman, promettez-le-moi.

— Je te le promets. Viens demain à dix heures, mon enfant, dans mon cabinet. Je serai seul.

XXII

UN TERRIBLE AVEU

A l'heure dite, Albertine entrait dans le cabinet de son père. En se voyant dans ce sanctuaire, dont l'accès lui était ordinairement interdit, elle ne put s'empêcher de regarder tout autour d'elle avec une satisfaction d'enfant. Cette impression fut très-courte. Elle embrassa son père et s'assit près de lui, Groben se tourna de son côté, mais ce fut Albertine qui rompit le silence :

— Mon cher père, j'ai à vous poser une question

qui est pour moi de la plus grande importance; mais je voudrais d'abord obtenir de vous la promesse solennelle qu'en me répondant vous me direz toute la vérité.

— Ai-je donc l'habitude de mentir? demanda Groben avec sévérité. Il s'éloigna d'elle, et sa figure perdit l'air affectueux qui l'avait animé jusqu'alors.

— Je ne sais pas au juste, répondit-elle d'un ton hardi et presque provoquant.

Groben ne dit rien, et elle continua :

— Pendant notre triste voyage pour revenir de Haguenau, maman a cru peut-être que je dormais; en réalité, je passais en revue toute ma vie antérieure; je me rappelais tout ce que vous avez été pour moi depuis ma première enfance.

— Pourquoi t'occupais-tu donc tant de moi?

— Et je retrouvais à toute époque de ma vie les preuves d'une tendresse inaltérable, continua Albertine d'une voix hésitante. Vous m'avez toujours traitée comme une fille unique, tendrement chérie et même gâtée, depuis le temps où vous guidiez mes premiers pas avec des lisières, jours que je me rappelle ou plutôt dont je crois me souvenir, jusqu'à ces dernières années, pendant lesquelles tous les colifichets à la mode m'étaient donnés avant même que j'eusse le temps de les désirer, et où le dernier objet choisi par moi était toujours celui que vous admiriez le plus.

— Où veux-tu en venir, ma chère fille? quel père n'aurait pas aimé son Albertine?

— Je crains de n'avoir pas été assez reconnaissante d'une telle tendresse, et de l'avoir trop acceptée comme une chose qui m'était due. Puis, quand je m'examine, je trouve en moi-même le souvenir toujours vivant d'une offense faite par vous à mon cœur ou à mon amour-propre; je ne sais vraiment pas au juste lequel des deux a été froissé ce jour-là.

— Mais ce souvenir ne s'est point envenimé, je l'espère, dit Groben en souriant; voyons, de quoi s'agit-il?

— Je veux parler de la façon dont vous m'avez renvoyée quand je suis venue vous annoncer la demande d'Ernest, et aussi de ce que j'avais aperçu sur votre bureau.

— Et qu'as-tu vu? Quelque crime de haute trahison? Quelque preuve positive de ma participation à un grand complot contre la sûreté de l'État?

— Oh non, rien qu'un billet de la comtesse de Montrecour qui vous promettait d'autres renseignements.

Groben tressaillit en dépit de lui-même et la regarda d'un œil scrutateur. Où voulait-elle en venir?

Mais Albertine ne semblait pas avoir d'intention malicieuse, à en juger par ses yeux baissés et son air de tristesse.

— Et, d'après tes souvenirs, ma conduite en cette occasion fut-elle simplement une injure isolée ou bien le début d'une série d'offenses? demanda Groben après un instant de silence et sur un ton de badinage qui blessa profondément Albertine.

— Je ne puis nier, mon père, le chagrin que votre manière d'être m'a fait parfois éprouver pendant ces derniers temps; oui, vous m'avez souvent profondément affligée. Mais je n'irai pas plus loin, dit-elle en evant les yeux et en les fixant sur lui avec assurance, si vous ne me faites pas la promesse que je vous ai demandée au début de cet entretien.

— Faut-il un serment pour te satisfaire, et dois-je jurer par le Dieu qui nous créa de te répondre sincèrement?

— Croyez-vous en Dieu? demanda timidement Albertine?

— Non pas en *votre* Dieu, sans doute; mais je crois, comme tous les francs-maçons, au grand architecte de l'univers.

— Voilà ce que je craignais: vous n'acceptez pas les dogmes de notre sainte religion, et cependant vous m'avez fait élever dans cette croyance.

— La religion est bonne pour les femmes; les hommes forts, Albertine, n'ont pas besoin d'un pareil soutien.

— Reste-t-il quelque chose d'assez sacré à vos yeux pour que vous puissiez faire un serment qui vous lie?

— Tu es bien ergoteuse, et cela est vraiment étrange de la part d'une fille, dit Groben avec amertume.

— En réalité, je lutte pour ne pas oublier le passé, s'écria Albertine; peut-être aurais-je dû ne jamais entamer ce sujet. Dois-je en rester là?

— Non, dit Groben, poursuis, et tâche de retrouver la paix de ton cœur; ta tranquillité m'est plus chère que tout le reste; je te promets de répondre à ta question, quelle qu'elle soit; et quand je jure par Celui qui créa toutes choses, tu peux compter sur la vérité, dût-elle me coûter la vie ou l'honneur. Tu aurais pu d'ailleurs m'accorder la même confiance si tu m'avais fait jurer par mon amour pour toi.

— Eh bien donc, mon père, par cet amour et au nom de celui en qui vous croyez, je vous adjure de me répondre sincèrement : *Êtes-vous un espion prussien?*

Et pendant qu'elle prononçait ces mots, son regard, plein d'angoisses et de prières tout à la fois, semblait vouloir deviner la réponse.

Groben lui prit les mains, la regarda fixement avec des yeux pleins de tendresse, et tout en pâlissant lui répondit d'une voix basse et distincte :

— Oui, je suis un espion prussien, ou du moins, ajouta-t-il d'un ton dédaigneux, je suis ce que vos Parisiens appellent de ce nom.

XXIII

EST-CE DE L'AMOUR OU DE LA HAINE

Albertine avait perdu connaissance. Elle s'était attendue à ce coup ; mais, illusions du cœur humain ! contre toute espérance, elle espérait encore !

Groben la porta sur une chaise longue, lui baigna les tempes avec de l'eau de Cologne, lui frotta les mains. Tout était inutile. A une excitation très-grande et longtemps soutenue avait succédé une complète prostration.

Une mère n'aurait pu être plus tendre pour son enfant malade que ne le fut cet homme, ordinairement si froid et si sec. Quand la respiration parut se suspendre, ses craintes devinrent extrêmes, et de la voix la plus douce il l'appelait des plus tendres noms. Il la priait, il la suppliait de ne pas le quitter pour toujours; il la conjurait surtout de ne pas le haïr.

Un instant il eut l'idée d'aller chercher sa femme, d'appeler au secours; mais, à ce moment même, toute intervention étrangère lui parut un moyen désespéré, et il ne put prendre sur lui d'y avoir recours.

Pendant qu'Albertine était ainsi sans connaissance, deux coups légers furent frappés à la porte de Groben. Une première fois, c'était Schneider. Il apportait, disait-il, des nouvelles d'une grande importance, qu'il devait communiquer sur-le-champ. A son grand étonnement, Groben lui répondit qu'il se moquait de ses nouvelles, et que, sous aucun prétexte, il ne voulait être dérangé de toute la journée. La seconde fois, c'était un envoyé de madame de Montrecour, qui avait l'ordre de demander une réponse immédiate à la lettre qu'il apportait.

Groben prit la lettre, et déclara qu'il ne pouvait pas répondre.

Quand Albertine revint à elle et entr'ouvrit les paupières, en apercevant son père assis à ses côtés, sur le sofa, les yeux pleins d'anxiété fixés sur elle, son premier mouvement fut de le repousser avec horreur. Le regard vague, les bras étendus, elle semblait vouloir l'éloigner autant que possible.

Groben se retira hors de sa vue.

— Suis-je donc la fille d'un espion prussien? murmura-t-elle tout bas, et comme se parlant à elle-même; puis, elle ajouta d'une voix plus intelligible : Quelle honte, mon Dieu! quelle honte!

— Ma fille, dit Groben sans oser encore faire un pas en avant, ma fille, aie pitié de moi !

Il y eut un instant de silence, puis Albertine, retrouvant toutes ses forces, se redressa sur sa chaise longue et s'écria :

— Pour l'amour de Dieu ! dites-moi que je ne suis pas votre enfant ! Le sang qui coule dans mes veines *n'est* pas, *ne peut* pas être le vôtre ! Je hais la Prusse et tout ce qui est Prussien. J'ai horreur de la trahison. J'aimerais mieux être le plus abject des reptiles qui rampent sur terre plutôt que la fille de cet être horrible et sans nom : un vil, un misérable, un odieux espion !

Elle prononça ces paroles d'une voix lente et distincte, comme une personne qui suivrait sa pensée intime.

Groben s'était traîné jusqu'à un siége, et s'y était affaissé ; il endurait les tortures d'une véritable agonie ; la tête enfoncée dans ses deux mains, il ne laissait voir aucun trait de sa figure ; mais tout son corps était agité par un violent tremblement.

Albertine se leva : faible et tremblante, elle marcha vers lui, et, se jetant à ses genoux, elle s'écria :

— Par pitié, dites-moi toute la vérité ! Je ne suis pas *votre* enfant ?

A ces mots, cet homme si froid et si dur éclata en sanglots. L'odieux espion avait un cœur de père. — Toute autre réponse était inutile. — Le fol espoir qu'elle avait un instant nourri dans son cœur, Albertine comprit qu'il fallait y renoncer. Elle devait désormais accepter sa destinée.

Un étrange conflit s'éleva dès lors en elle. L'instinct filial la portait à consoler son père ; mais sa sonscience l'arrêtait, et son âme honnête se révoltait tout entière à l'idée de trahison.

Groben, de son côté, était dans une terrible situation. Ce n'était pas le remords qui l'agitait. Jamais un sentiment de ce genre n'était arrivé jusqu'à lui. A cette heure, comme en tout temps, sa carrière tout entière lui paraissait utile et honorable. Mais il ne pouvait supporter la pensée de ne pas être aimé par sa fille. Comment pourrait-il vivre sans l'affection d'un être qu'il chérissait si tendrement? Toute autre souffrance lui semblait moins insupportable qu'un tel malheur, et cependant par quels moyens pourrait-il reconquérir son amour? Il ne pouvait défaire ce qu'il avait fait, ni revenir sur ce qu'il avait si nettement avoué.

A la fin, il se hasarda timidement à dire :

— Peut-être y a-t-il de ta part quelque fausse interprétation, peut-être n'as-tu pas réfléchi que l'agent d'une grande nation, accrédité, quoique en secret, par son souverain, ne peut être confondu avec ce que les gens appellent en ce moment un vulgaire....

Groben s'arrêta ; il n'osait prononcer le mot. Profondément émue par le désespoir de son père, Albertine s'efforçait de retrouver un peu de calme et de respect filial, au milieu des douleurs qu'elle éprouvait. Aux paroles de Groben, elle soupira profondément et répondit :

— Que je serais heureuse, si vous pouviez me démontrer que la trahison n'est pas un crime!

— Écoute-moi, Albertine : je veux t'expliquer ma vie.

Tu jugeras toi-même. Je vins en France, tout jeune, avec une double mission. Ostensiblement je n'étais que le correspondant de la *Gazette de Berlin ;* mais en secret j'avais été chargé par notre gouvernement de m'instruire de tout ce qui concernait la situation de la France et d'envoyer à Berlin des rapports secrets sur ce que j'aurais appris. Pour accomplir ma tâche consciencieusement, je voyageai dans les divers départements, m'arrêtant où cela me paraissait nécessaire, étudiant avec soin tout ce qui se présentait à mon observation. Y a-t-il rien de déshonorant dans une semblable conduite ?

— Vous parlez en ce moment d'une manière générale, mais je ne sais pas quel genre de renseignements vous aviez mission d'acquérir, ni quels moyens vous étiez obligé d'employer pour obtenir ces renseignements.

— C'était la situation tout entière de la France que j'avais reçu l'ordre d'étudier : ses ressources, son organisation militaire, son système financier, l'état de l'agriculture, du commerce, de l'industrie, des manufactures, etc.; tout, en un mot. Pendant ces vingt dernières années, continua-t-il en s'échauffant à mesure qu'il parlait, j'ai joué le rôle d'un ministre régulièrement accrédité. Mes agents sont répandus dans tous les coins de la France, dans tous les rangs de la société, depuis la cour jusqu'aux plus infimes régions. Ils m'envoient ou m'apportent leurs rapports, et je transmets à Berlin ce qui vaut la peine d'être connu. Je crois que j'ai rendu de grands services à mon pays, et c'est ce dont tout le monde ne pourrait se vanter.

— Je ne doute nullement ni des services que vous

avez pu rendre, ni de votre capacité. Mais une mission secrète implique toujours des manœuvres cachées et tout un système d'intrigues qu'il serait bien impossible, j'en suis sûr, d'avouer au grand jour. N'est-ce donc pas abuser de l'hospitalité d'un pays, n'est-ce donc pas trahir l'amitié qu'on vous témoigna? Pour être appliquée sur une large échelle, la fraude en grand devient-elle donc estimable?

— Mais, ma fille, avec ta manière d'envisager les choses, tous les ambassadeurs seraient des hommes méprisables.

— C'est qu'alors je rends très-mal ma pensée; et je vous avouerai franchement, mon père, que notre situation respective m'embarrasse beaucoup. Les liens qui m'unissent à vous me commandent le respect et l'amour, mais j'ai aussi d'autres liens et d'autres devoirs, et, en tout cas, une manière de sentir tout opposée à la vôtre. J'aime Ernest, et j'aime mon pays qui est le sien.

— Tout cela est très-légitime, dit Groben avec calme, mais en pâlissant.

— A cette contradiction dans mes sentiments se rattache une grave question, poursuivit Albertine. Si mon père avait commis un crime odieux, quel serait mon devoir?

— Un enfant ne doit jamais se permettre de juger ses parents.

— Mais je ne puis faire, s'écria-t-elle avec impétuosité, que je n'éprouve de la haine pour l'acte lui-même, sinon pour le coupable; et si ce n'est de la haine, tout au moins du mépris, car je ne puis arriver à bien dire ce que je sens ou plutôt ce que je souffre en ce moment...

— C'est bien le mot, ma chère fille ; tu souffres beaucoup, et tu t'es écartée de ton sujet, car je ne m'imagine pas que tu sois venue ici pour me dire des duretés.

— Je suis venue pour me débarrasser, si je pouvais, du poids qui m'oppressait, pour vous entendre me déclarer que vous n'étiez pas notre ennemi.

Groben leva les épaules avec impatience.

— L'agent de la Prusse n'a point à être l'ennemi de la France ; je suppose que c'est ce que tu entends par *notre ennemi.*

— Voulez-vous me dire pourquoi vous vous étiez établi à Paris ? demanda Albertine, qui continuait son interrogatoire avec cette obstination qu'elle tenait de son père lui-même.

— Cela devient, ma chère fille, une véritable inquisition ; mais je veux te satisfaire et dissiper, si cela se peut, toutes tes préventions à mon égard. Je me suis établi à Paris parce que j'avais acquis sur la province tous les renseignements dont j'avais besoin, et dès lors il me suffisait d'y conserver des employés subalternes.

— Dans quel but ?

— Pour me tenir au courant de ce qui s'y passerait. En ce moment j'en sais plus sur la France que n'en savent ses hommes d'État eux-mêmes. Est-ce là un résultat à dédaigner ? Notre système est admirable. Nombre de nos agents ont fait preuve du plus grand dévouement. Des hommes instruits se sont astreints, pendant des années, à remplir les plus modestes emplois, à travailler manuellement dans les ateliers, et, en même temps, suivant leurs aptitudes diverses; ils étudiaient le pays, sa disposition géographique, la topographie des lieux, les mœurs des habitants. Ces mêmes individus sont aujourd'hui officiers dans l'armée de Guillaume, où ils rendent les plus grands services... Et, en parlant ainsi, Groben jetait les yeux sur une carte étendue devant lui; il était évident qu'il avait presque oublié sur quel terrain brûlant il était engagé.

Un murmure d'Albertine le rappela à lui-même et il ajouta :

— Quand je t'explique pourquoi je me suis établi à Paris, je dois aussi mentionner qu'à peu près vers cette époque je m'étais marié; tout naturellement je devais donc me fixer quelque part.

— Cela rentrait aussi dans vos plans, demanda-t-elle en frissonnant, de vous marier avec une Française? Je vins au monde peu de temps après; maman et moi nous avons servi à vos projets, nous étions un des anneaux de la chaîne, nous complétions *le système*, dit-elle d'un ton amer et en accentuant tous les mots.

— Ma fille, tu es véritablement folle.

Sans tenir compte de l'interruption, Albertine continua.

— Oui, je le vois clairement aujourd'hui. Nous aussi nous avons aidé la Prusse contre la France. Mon Dieu! avez-vous pu permettre qu'il en fût ainsi! Mon mariage même devait couronner votre œuvre. — Un officier français — des relations à la cour, tout cela devait servir. Pauvre Ernest! Mais cela ne sera pas. Il ne liera pas sa destinée à une telle infamie. Mon père!

mon père ! pourquoi faut-il que je vous donne ce nom? Que ne suis-je morte avant d'avoir connu une telle honte !

Elle frappa du pied avec rage, et, dans son impuissance, elle se tordait les mains avec désespoir.

Un éclair de colère passa sur le front de Groben. Sa figure pâle devint subitement très-rouge, ses yeux étincelèrent; mais il domina vite cette émotion et dit d'un ton plein de bienveillance :

— Ma chère Albertine, j'avais espéré que tu me comprendrais mieux, que tu verrais plus clair dans cette affaire. Je suis désespéré de te causer de la peine, mais, en conscience, je ne trouve rien à reprendre ni dans ma conduite passée ni dans ma conduite actuelle.

— Si vous ne vous trouvez aucun tort, pourquoi donc cachez-vous si soigneusement votre vie?

— Mais tout simplement pour mener à bonne fin mes projets.

— Eh bien ! laissez-moi vous adresser une dernière question. Ne frissonnez-vous pas à ce seul nom d'espion ? Ce qu'il y a d'honnête en vous ne se révolte-t-il pas, ne proteste-t-il pas contre cette méprisante appellation ?

— J'ai vécu trop longtemps, répondit brusquement Groben, pour me soucier d'un mot. Je suis ce que je suis, et nulle puissance humaine ne peut me faire ni me défaire. Ce que les uns appellent espion, d'autres l'appellent agent, ministre, ambassadeur. Selon moi, il y a des espions honorables, et peu m'importe d'être ou non compté parmi eux.

— Oui, s'écria Albertine, l'homme qui, au péril de

sa vie, s'introduit dans un camp ou dans une ville ennemie, pour le service de son pays, oui, sans doute, celui-là peut être honorable; mais celui qui va s'asseoir à la table d'un ami pour l'espionner, qui s'introduit dans les familles, qui contracte même des liens de famille, pour être ensuite plus à même de trahir, celui-là est un misérable, il n'y a pas de plus noire infamie.

Groben fut un moment interdit. Sa pâleur devint livide. Mais il retrouva bientôt son calme et répondit :

— Albertine, quand tu seras plus âgée, tu seras moins absolue : tu sauras que la plupart des hommes poursuivent plusieurs buts à la fois, et obéissent le plus souvent à des mobiles divers et opposés.

— J'espère ne pas vivre assez longtemps pour voir tout ce que vous m'avez annoncé ce matin. Tout le monde n'est pas, du reste, comme vous le prétendez. Madame de Montrecour, M. Schneider, avec leurs manières doucereuses et fausses, sont des espions, j'en suis très-sûre; mais maman, Ernest, sont des personnes loyales. Je commence à comprendre la différence qui existe entre....

— Dis toute ta pensée, Albertine.

— Entre un espion et un honnête homme.

— Je t'avais promis de te répondre franchement. Ai-je tenu ma promesse?

— Oui, mon père.

— Eh bien! oublions maintenant tout ce qui vient de se passer entre nous : oublions les paroles amères qui nous ont échappé dans la chaleur de la conversation. Tu connais mon secret, tu n'en abuseras pas, j'en suis assuré. J'aurais voulu te convaincre que ma vie est à la fois honorable et utile; je n'y suis pas arrivé : nous n'en devons pas moins nous entendre parce que nous nous aimons encore. Je puis du moins répondre de moi et de mes sentiments.

— Vous êtes assurément le plus tendre des pères, et je n'oublierai jamais votre bonté, ni votre patience, non plus que ma dureté et mon ingratitude.

— Tu parles du passé : tes sentiments sont-ils donc changés aujourd'hui? Ma vue te serait-elle donc devenue odieuse?

— Ma tête est en feu, la raison m'abandonne. Je n'ose envisager l'avenir.

Puis au bout d'un instant elle ajouta :

— Mon père, il faut que je m'en aille.

Elle prononça ce nom d'un ton solennel, comme si elle luttait violemment pour se rappeler qu'il était son père.

— Eh bien! va, mon enfant, dit Groben avec douceur; tu reviendras quand tu seras plus calme. Dans une heure tu me retrouveras ici, je t'attendrai. Rappelle-toi seulement que tu es tout pour moi.

Elle n'essaya pas de répondre et se sauva précipitamment. Le quitter était pour elle un soulagement.

Arrivée dans sa chambre, Albertine s'abandonna à tout son désespoir. Pour elle désormais il n'y avait plus de repos, il n'y avait plus d'issue à son malheur; sans avoir été coupable, elle était déshonorée, et cette honte éternelle, elle la devait à l'être qui la chérissait le plus tendrement, qu'elle avait elle-même pour devoir de respecter et d'aimer : c'était l'héritage qu'il lui avait préparé.

En face de cette affection paternelle, qu'avait-elle à faire? Fallait-il haïr son père, fallait-il se contraindre à l'aimer encore ?

Elle n'avait même pas le consolant espoir de confier à sa mère toutes ses douleurs : comment révéler à une femme l'infamie de son mari ? Désormais entre elle et sa mère il y avait une barrière, un affreux secret.

Et son fiancé, pouvait-elle encore penser à lui ? Ernest de Mirville, le cœur le plus chevaleresque, le type de l'honneur militaire, un Français, un patriote ardent, pouvait-il épouser la fille d'un ennemi de la France, d'un traître, d'un infâme espion ? Assurément non : par amour pour lui elle ne devait plus désirer ce mariage, et déjà elle ne le désirait plus : mais à cette pensée son cœur se brisait, sa raison se troublait, et la pauvre enfant se demandait avec effroi si elle ne marchait pas vers la folie.

XXIV

DISCUSSIONS ORAGEUSES

Comme tous les conspirateurs, Groben ressentait un plaisir intense à vivre sans cesse au milieu des intrigues et des complots. Jamais il ne s'en lassait. Un succès lui procurait une vive satisfaction d'amour-propre ; un échec lui préparait une jouissance peut-être encore plus grande, car il fallait alors avec une infatigable énergie trouver immédiatement de nouvelles ressources pour arriver à son but. Son esprit étendu et puissant le mettait à même d'embrasser à la fois et les plus minutieux détails et tout l'ensemble d'un plan ; sa finesse était pénétrante, sa volonté opiniâtre ; et s'il se fût trouvé sur un plus noble théâtre, il se serait, sans aucun doute, élevé très-haut, et aurait pu devenir un homme d'État remarquable. Réduit au rôle de simple espion, Groben rampait dans ces régions infimes que la diplomatie dédaigne ordinairement ; mais il n'en déployait pas moins les plus grandes capacités, et sa perfide patrie ne pouvait pas se vanter de posséder un autre agent de sa valeur. La Prusse a su dresser ses enfants à devenir d'habiles espions ; elle a transformé l'Allemagne en une vaste école où le patriotisme enseigne à ne reculer devant aucun moyen, et cependant elle ne comptait pas deux hommes comme Groben.

Avec un tact parfait, le gouvernement de Berlin avait donné à Groben la France pour champ de bataille, et l'avait mis à la tête de son bureau de renseignements politiques. Il avait pour mission d'étudier le pays et ses habitants, de préparer la ruine de la France, de transporter à la Prusse ses richesses et sa grandeur ; et Groben considérait que sa vie serait bien remplie s'il s'acquittait de cette mission. Ce n'était pas qu'il eût contre le peuple français aucun sentiment d'inimitié ; en dehors même du cercle de sa famille, il y avait beaucoup de personnes qu'il aimait très-sincèrement ; mais il avait à un haut degré cette conviction qui se rencontre, de nos jours, chez tout Prussien patriote :

que la France, immorale et orgueilleuse, devait être écrasée. Il jouissait de cette satisfaction que donnent à tout homme l'exercice de ses facultés et la réussite de ses plans ; il trouvait un vif plaisir à travailler dans un but déterminé, et était emporté par l'espérance et la joie du succès.

C'est ainsi que Groben avait, plus que personne, les qualités de son emploi. Ses agents, qu'il payait grassement, pouvaient être animés par des pensées de lucre ; mais lui, se souciait fort peu du profit. Il ne méprisait pas l'argent, mais le considérait comme un moyen, et non pas comme un but. Groben n'était pas d'ailleurs un homme vulgaire ; il était au-dessus des passions et des sensualités grossières ; ses jouissances étaient celles du conspirateur, et seul, dans le silence du cabinet, il se frottait les mains avec joie lorsque le sang français avait été répandu. Jamais il n'éprouva de commisération pour ce pays auquel il devait sa fortune, sa femme, son enfant ; jamais il ne fut touché par la confiance et l'amitié qu'on lui témoignait depuis tant d'années.

Cependant, en dehors du but qu'il poursuivait avec tant d'énergie, on pouvait dire que Groben, quelque perfide qu'il fût, avait un cœur affectueux.

Ainsi que cela arrive souvent aux hommes les plus pervers, aux criminels eux-mêmes, les liens de famille lui étaient chers ; il aimait la paix du foyer domestique, était très-attaché à tous ses parents, à sa femme et surtout à Albertine. Par une contradiction curieuse, quoique assez fréquente dans le cœur humain, il admirait surtout chez sa fille les qualités qui lui manquaient le plus à lui-même : cette franchise et cette impétuosité qu'Albertine poussait presque à l'excès. N'est-il pas étrange de voir les êtres les plus vicieux conserver encore quelques bons sentiments? C'est par là que, tant que nous sommes sur la terre, Dieu nous laisse une chance de salut.

Pour posséder et retenir la tendresse filiale d'Albertine, Groben aurait beaucoup sacrifié, tout peut-être, excepté sa position d'espion; et pourtant pouvait-il renoncer à l'estime et à l'amour de sa fille?

Tout en songeant à cette orageuse entrevue qu'il venait d'avoir, il se demandait ce qu'il lui restait à faire. Peut-être n'aurait-il pas révélé son secret s'il avait prévu le terrible effet que cet aveu devait produire. Il s'était exagéré l'amour d'Albertine pour lui; il avait trop compté sur le sentiment du devoir filial. Les questions qu'elle lui avait adressées l'avaient pris au dépourvu. Il aurait eu horreur de la tromper par un mensonge, et cette façon de déguiser l'espion en agent diplomatique lui avait semblé toute naturelle; mais il avait échoué. Les esprits tortueux, en perdant la notion de la vérité, ne se rendent pas compte que cette notion demeure intacte chez les autres.

Groben consulta sa montre; une heure s'était écoulée, et Albertine n'était pas revenue, ainsi qu'elle l'avait promis.

La jeune fille regardait vaguement par la fenêtre sur la place de la Madeleine, sans rien entendre, sans s'intéresser à rien, et c'était pour elle un douloureux étonnement que les rues fussent aussi animées que de coutume. Elle n'entendit pas ouvrir la porte de sa chambre, et la vue subite de son père lui causa une surprise qui, évidemment, ne lui fut rien moins qu'agréable.

— Je t'ai attendue, *kleine Liebling*, dit-il avec une étrange absence de tact, — car ces sons allemands, qui résonnaient si agréablement à ses oreilles, ranimèrent dans le cœur d'Albertine tous les sentiments de haine qu'elle avait essayé d'étouffer, — je t'ai attendue, *kleine Liebling*; pourquoi n'es-tu pas venue?

— J'avais oublié que je devais retourner près de vous. Y a-t-il longtemps? Est-il tard? demanda-t-elle d'un air distrait.

— Ma fille, à ton tour, réponds-moi *franchement*, reprit Groben d'un ton solennel. M'aimes-tu encore? Dis-moi quel est mon sort, ouvre-moi ton cœur. Tu as eu le temps de réfléchir. A quoi pensais-tu, il y a un instant, quand je suis entré?

— A ma honte! à mon désespoir! répondit-elle.... Être la fille d'un espion!.... Je me répète ces mots sans en bien comprendre toute la portée. Mon âme se révolte. Pourquoi Dieu m'a-t-il condamnée à un sort si misérable?

— Mais, ma fille, dit Groben, sois raisonnable: appelle-moi un agent prussien, et ce nom te fera moins souffrir. Qu'est donc pour toi, au point d[illegible]e moral, l'envoyé d'une grande nation, chargé par elle d'une mission de confiance?

— A mes yeux, l'espion est un être qui vit sans cesse au milieu de basses et sales intrigues, ne s'arrête devant rien pour atteindre son but, et foule aux pieds, si besoin est, sans le moindre scrupule les liens les plus chers et les plus sacrés.

— Alors tu me méprises, tu me hais, Albertine.

— Ne me pressez pas trop. Tout cela est encore si nouveau et si étrange pour moi !... Quand je m'approche de vous, quand je vous appelle mon père ou quand je pense que vous êtes mon père, tout en moi frissonne : je prie Dieu que ce ne soit pas par *haine*.

A ces mots, Groben se couvrit la face avec les mains et éclata en sanglots. Albertine ne put résister à ce spectacle ; elle se crut un monstre dans la création, et s'écria :

— Mon père, pardonnez-moi mes paroles. Je veux oublier ce que vous m'avez dit. O mon Dieu ! pourquoi vous ai-je interrogé ? pourquoi m'avez-vous répondu ?

Groben, entièrement brisé par la douleur, resta quelques minutes sans répondre. Albertine, couchée sur son épaule, lui embrassait le front.

— Mon père, pardonnez-moi !

— Ma fille, essaye seulement de ne pas me haïr. Je pourrais peut-être supporter ton indifférence ; mais ta haine, jamais !

Que dire en un pareil moment ? Pitié, respect, reconnaissance, affection, regrets de toute sorte, désespoir et honte, tous les sentiments à la fois se combattaient dans son cœur. Elle ne pouvait détruire une affreuse réalité, et cependant n'y avait-il pas entre eux un lien sacré, un lien étroit et indissoluble ?

Tout à coup, avec l'ardeur de la jeunesse, elle s'élança vers une ombre d'espérance, et s'écria :

— O père, nous pouvons encore être heureux ! (et, à ce moment, Ernest lui-même était oublié.)

Laissez là votre odieuse mission, et nous serons heureux !

Groben, à son ton animé, avait relevé la tête : lui aussi il espérait ; mais quand il entendit les conditions que lui faisait sa fille, il retomba dans son désespoir.

— Non, ma fille, dit-il, pas de conditions ! Rends-moi ton amour si tu le peux. Si c'est impossible, promets-moi du moins de ne pas me haïr. Épargne-moi une semblable torture.

Albertine lui tendit la main : ce fut tout ce qu'elle put faire, elle n'osa même pas parler. Elle lutterait pour remplir son devoir ; elle se le promettait à elle-même, mais la nature se refusait à un plus grand effort.

Groben attendit quelques secondes. Il était fortement tenté de la presser tendrement dans ses bras ; mais il comprit que ce serait imprudent et résista à ce désir. Il lui serra la main, fit un signe d'adieu amical et rentra chez lui sans prononcer un seul mot. Elle le suivit des yeux, mais sa pensée était auprès d'Ernest, et son âme était brisée. A quoi lui servaient jeunesse, beauté, richesse ? à quoi lui servait l'amour d'un si noble cœur ? Pour elle il ne pouvait plus y avoir de bonheur sur la terre.

XXV

UN PLAN INGÉNIEUX

Le soir de cette terrible journée, la conversation fut difficile à soutenir dans le petit cercle de la famille. Groben fut encore celui qui y réussit le mieux, bien qu'il évitât avec soin toute allusion aux dernières nouvelles arrivées de Metz.

Albertine éprouvait le besoin de cacher à sa mère ses souffrances morales : elle se plaignit donc d'une violente migraine, ce qui était d'ailleurs la vérité, et grâce à cette excuse elle put se retirer de bonne heure.

Groben avait songé aux conséquences possibles de l'aveu qu'il avait fait à Albertine. Il pensait bien qu'elle n'en dirait rien, mais enfin elle pouvait parler, et il devait se mettre en garde contre les suites d'une indiscrétion. Son repos domestique était en jeu. C'en était assez pour éveiller toute sa sollicitude. Il résolut de faire à sa femme une demi-confidence qui pourrait parer l'effet de toute parole échappée à sa fille. Une fois cette décision prise, le plan lui parut si simple, que Groben regretta assurément de n'y avoir pas songé plus tôt et de n'y avoir pas eu recours à l'égard d'Albertine.

Saisissant l'occasion qui lui était offerte par la retraite de leur fille, il commença ainsi :

— J'ai à vous faire part d'une grande marque d'honneur qui m'a été accordée.

— Vraiment? dit madame de Groben ; j'en suis enchantée : qu'est-ce donc ?

— Mes services comme correspondant politique ont été hautement appréciés à Berlin, et le gouvernement m'accorde le titre d'agent accrédité en France : c'est un poste de confiance, une mission semi-diplomatique qui m'est confiée.

— Ce poste me paraît bien difficile à remplir en ce moment, remarqua madame de Groben. Avez-vous reçu votre nomination officielle ?

— La question avait été agitée bien avant que la guerre n'éclatât ; mais, vous le savez, je n'aime pas à parler des choses encore douteuses, ni à donner des espérances qui peuvent ne pas se réaliser.

— Je me souviens de vous avoir souvent entendu émettre le vœu de devenir ministre, — désir que mon cœur partageait naturellement, — mais je ne savais pas que vos espérances fussent fondées sur aucune assurance sérieuse, dit innocemment madame de Groben.

Son mari sourit et continua.

— Albertine, à qui j'ai glissé un mot de cette nomination, pour faire diversion à ses chagrins, en a conclu que je suis un *espion*, un *vulgaire espion*.

— Pauvre chère enfant ! reprit la mère : elle est bien malheureuse, et son état me cause la plus vive inquiétude. Avoir trouvé son fiancé grièvement blessé, avec un bras de moins, avoir traversé toutes les horreurs de la guerre ! Voir son pays, — notre patrie, —

envahie et foulée aux pieds par un ennemi sans pitié ! Oh ! Carl ! je vous l'assure, j'ai besoin d'être soutenue par votre amour, pour ne pas succomber à mon désespoir. Ne vous étonnez pas si notre enfant est devenue susceptible, irritable et toute différente d'elle-même.

— Tout ceci n'est que trop vrai, répondit de Groben, et aucun sacrifice ne nous coûterait pour la rendre heureuse ; mais en ce moment nous ne pouvons rien, et il faut attendre la fin de la guerre. J'espère que cette blessure empêchera Mirville de prendre de nouveau part aux combats qui se livreront et qu'il nous reviendra sain et sauf, quoiqu'il soit tristement mutilé.

— Dieu veuille qu'il en soit ainsi, s'écria madame de Groben ; mais j'ai bien peur que son courage ne l'entraîne dans de nouveaux dangers !

Les jours qui suivirent cette conversation furent remplis d'événements qui intéressaient tout à la fois le public et la famille de Groben.

Albertine reçut d'Ernest quelques lignes écrites à la hâte et dans lesquelles il annonçait une amélioration notable dans son état. Il avait rejoint le maréchal Mac-Mahon à Châlons, et l'armée se préparait à marcher vers le nord de la France. La cause de ce mouvement il ne l'expliquait pas, et les journaux n'en donnaient que des raisons contradictoires. L'incendie du camp de Châlons paraissait être d'un fâcheux augure, et les scènes scandaleuses qui suivirent cet incendie excitèrent dans le cœur d'Albertine une profonde indignation contre ses compatriotes. Quel était donc l'état moral de l'armée ? on ne pouvait s'empêcher de concevoir à ce sujet les plus vives appréhensions.

La lettre d'Ernest était courte, mais pleine d'amour et d'espérance en l'avenir. Sachant ce qu'elle savait et quelle sinistre barrière s'élevait aujourd'hui entre eux, la pauvre Albertine fondit en larmes à la lecture de ces lignes pleines de tendresse.

Sa mère l'interrogea. Pour toute réponse, Albertine lui tendit la lettre d'Ernest. Madame de Groben ne pouvait rien comprendre à ce désespoir.

— Reprends courage, ma bien-aimée fille, lui disait-elle, espère en l'avenir. Cette grande bataille qui va se livrer sera décisive. Ayons confiance en la fortune de la France, en l'étoile de Mac-Mahon, en la destinée de notre catholique patrie. Mirville nous reviendra et nous serons heureux tous ensemble.

Ce brillant tableau de l'avenir produisit un effet tout opposé à celui qu'on aurait pu attendre. Désespérée du contraste qu'elle voyait entre un tel avenir et ce qu'elle savait devoir être la réalité, et oubliant toute réserve, Albertine s'écria :

— Mère, mère, vous me faites mourir. Il n'y a plus sur terre de bonheur pour nous. Jamais je ne serai la femme d'Ernest.

— Et pourquoi ? dit madame de Groben stupéfaite d'une telle réponse.

Albertine ne répondit pas. Elle avait repris la lettre et la tournait machinalement entre ses doigts. Elle écarta ainsi les deux feuillets et aperçut au verso un post-scriptum qui lui avait échappé : c'étaient quelques mots crayonnés à la hâte sous l'influence d'une dernière pensée : « Que devient votre père ? On dit qu'à Paris on fait la chasse à tous les Allemands. Il ne s'agit cependant pas d'espions, je l'espère ? »

Les yeux d'Albertine restèrent fixés sur ces quelques mots écrits rapidement, et sans qu'Ernest y eût peut-être attaché la moindre importance; ils répondaient bien douloureusement à la pensée qui torturait le cœur de la pauvre enfant ! Mettant le doigt sur ces terribles lignes :

— Oh ! maman, mon père est un espion, le plus mortel ennemi d'Ernest !... Nous sommes séparés pour jamais.

— N'en crois rien, ma fille.

Et madame de Groben se mit à lui expliquer quelle était réellement, à ce qu'elle croyait, la position de son mari.

Albertine ne put complétement supprimer un triste et froid sourire d'incrédulité, et fit cependant un grand effort sur elle-même pour ne pas enlever à sa mère ses illusions.

A ce moment, Groben, la figure bouleversée, entra dans la chambre. Sans dire un mot, il remit à sa femme une lettre, et sortit.

— Oh ! mon Dieu ! s'écria madame de Groben, ses deux neveux ont été tués à Gravelotte !... De si beaux jeunes gens, si bons et si aimables !... Mon pauvre mari ! quel chagrin il doit éprouver !

— Quel malheur ! s'écria Albertine.

Et tous ses souvenirs d'enfance se réveillèrent à ce moment. Elle avait joué pendant de longues années avec ses cousins, qui étaient les pupilles de son père et qui avaient été des frères pour elle. Ils n'étaient retournés en Prusse que depuis deux ans.

— Pauvre père ! ajouta-t-elle, à demi honteuse des sentiments d'amertume qu'un instant auparavant elle éprouvait contre lui.

Madame de Groben quitta la chambre pour aller retrouver son mari et lui apporter, si cela se pouvait, quelque consolation en pleurant avec lui.

Quand Albertine revit son père, elle lui exprima aussi avec chaleur la part qu'elle prenait à sa douleur, et il l'en remercia en des termes d'une telle gratitude, qu'elle en arriva presque à se reprocher sa conduite.

Dans la soirée, la chaleur fut suffocante. Monsieur, madame et mademoiselle de Groben allèrent se promener en voiture au bois de Boulogne; mais aucun d'eux ne se sentait en veine de gaieté. Les quelques paroles qu'ils échangèrent se rapportaient à des souvenirs de famille ou aux événements actuels.

— Que pensez-vous de la situation? demanda timidement madame de Groben à son mari. Mac-Mahon a-t-il réellement opéré sa jonction avec Bazaine, ou l'opérera-t-il bientôt?

Albertine fixait ses yeux sur lui avec anxiété.

— Il ne l'a pas opérée et il ne l'opérera pas, répondit Groben du ton sentencieux et calme qui lui était habituel.

— Mais les brillantes victoires remportées ces jours derniers par Bazaine ! continua madame de Groben. Assurément, nous pouvons les considérer comme les préludes d'un succès final et décisif.

— Ces dernières journées, je veux bien l'admettre,

ont été des journées de succès pour les Français et des journées de carnage horrible pour les Allemands, dit Groben (et pendant qu'il parlait, une pâleur livide se répandait sur tous ses traits) ; mais c'est tout, et jamais Mac-Mahon ne fera sa jonction avec Bazaine.

Les lèvres d'Albertine tremblaient d'émotion ; ses joues étaient d'un rouge pourpre ; elle voulait parler, les mots lui manquaient.

Madame de Groben avait une absolue confiance dans les informations et les appréciations de son mari. Elle fut donc consternée de ces nouvelles. Enfin, après un moment de silence, elle s'écria :

— Mais pourquoi en serait-il ainsi ?

— Le gouvernement nous trompe, et les journaux mentent, répliqua Groben avec énergie. Bazaine est cerné, rejeté sur Metz, sans espoir de délivrance. Avec la famine dans la ville et la famine dans l'armée, la capitulation n'est qu'une question de temps. Il n'y a de salut possible ni pour la ville ni pour l'armée.

— Oh ! non, non, certes non, il n'en sera pas ainsi ! cria Albertine en se tordant les mains de désespoir.

Son père la regarda d'un air de commisération, et ne dit plus mot.

XXVI

NOUVELLE VISITE DE MADAME DE MONTRECOUR

Le 29 août, madame de Montrecour était dans le cabinet de Groben et causait confidentiellement avec lui.

— Rien ne peut-il donc nous sauver? demanda-t-elle.

— Qui est-ce, *nous*? demanda Groben à son tour, et un sourire presque imperceptible passa comme un éclair sur son visage. Le pays ou l'empire?

— Pour le moment, répliqua-t-elle, je pensais à la dynastie.

— La dynastie est sauvée, répondit-il, si le gouvernement a la sagesse d'accepter à temps les conditions de la Prusse.

— Et, selon vous, ces conditions seraient...

— Sans nul doute, la cession de l'Alsace et de la Lorraine. Quant à l'indemnité de guerre, je ne puis dire ce qu'on demandera. Mais ce n'est qu'une question de chiffres. La France est assez riche pour payer.

— Toute la difficulté est dans la cession d'une partie du territoire. Les Français n'y consentiront pas.

Groben leva les épaules.

— L'empereur ne serait pas éloigné de céder, continua madame de Montrecour; il est disposé à tout pour conserver le trône, et surtout pour être assuré de pouvoir le transmettre à son fils. Chose étrange, l'impératrice est plus patriote; elle partage les sentiments de la nation.

— Cela revient à dire qu'elle est plus jeune, d'une meilleure santé, et qu'elle a, par conséquent, plus de courage et d'énergie, observa Groben en aspirant lentement une prise de tabac; mais encore...

— Que voulez-vous dire?

— Vous souvenez-vous de ce qu'elle a dit à Fontainebleau?

— Je ne sais à quelle conversation vous faites allusion, dit madame de Montrecour.

— Elle s'est un jour vantée avec orgueil que jamais elle ne fuirait, qu'elle se ferait tuer plutôt que de se sauver. Elle sera peut-être bien heureuse de pouvoir s'enfuir pour échapper à la révolution.

— Vous voulez dire, je suppose, que, si l'Alsace n'est pas cédée à temps, elle sera forcée de se sauver.

— L'impératrice est plus au courant que personne de la situation, dit Groben ; elle la connaît mieux que Palikao. Vous avez pu remarquer, bien qu'elle s'efforce de le cacher, combien elle est pâle et triste depuis quelque temps. Mais ce que vous ne savez peut-être pas, c'est qu'il y a des semaines qu'elle ne dort plus qu'à force d'opium.

Et, en parlant ainsi, Groben fixait ses yeux gris et pénétrants sur le visage de son interlocutrice.

— Je suis stupéfaite, s'écria-t-elle J'avais bien remarqué sa pâleur, mais j'en ignorais la cause. Où allez-vous chercher tous vos renseignements ?

— Vous le voyez, je suis très-généreux quand je dis qu'il faut céder à temps une petite portion du territoire, répondit Groben en accentuant tous les mots et sans tenir compte de la question qui lui était posée.

— Vous avez peut-être raison ; mais, malgré tout, je suis de l'avis de l'impératrice quand elle dit qu'on ne trouvera jamais une chambre française pour ratifier un traité à de telles conditions.

— La France ignore sa situation véritable ; elle peut

encore en être instruite par les vainqueurs, dit Groben. Les chambres sont, je crois, assez serviles pour obéir à un ordre de l'empereur.

— Je n'en suis pas sûre. Dois-je insister sur ce point? demanda madame de Montrecour. Faut-il *lui* dire que la cession de territoire est à peu près obligée? Pouvez-vous me donner quelque raison péremptoire pour appuyer mon dire?

Groben plaça devant la dame une lettre ouverte que le matin même il avait reçue de Metz.

« La désaffection se répand dans une partie de l'armée de Bazaine; il lui est impossible de rompre le cercle que les Prussiens forment autour de lui; les habitants de Metz sont furieux de voir *cette armée de secours* rejetée dans leur ville, où elle ne pourra servir qu'à épuiser plus vite les provisions, qui sont déjà rares. » — Ce sont là, je pense, dit madame de Montrecour, les points importants. Qu'est-ce que ce Reinwald, qui vous écrit?

— Un domestique qui a toute la confiance de Bazaine.

— Il écrit remarquablement bien pour un domestique.

— Cela vous étonnera moins quand vous saurez qu'il est le fils d'un ex-ministre.

— Ah! vraiment! cela change la thèse, dit en riant madame de Montrecour. Vous êtes un homme prodigieux, Monsieur de Groben!

Il salua profondément.

— Je pense que vous avez bien fait d'abandonner

l'idée d'un voyage à Berlin, remarqua-t-il après un court silence.

— Je ne sais encore ce que nous ferons. Pour le moment, je reste ici.

— Qu'on cède l'Alsace et la Lorraine, continua-t-il, et la dynastie est sauvée.

— Vous en répondez à ce prix ?

— Je ne puis répondre de tout ce qui arrivera; je parle du moment présent; mais l'avenir peut amener de plus grandes prétentions.

— Monsieur Groben, il me semble qu'une telle concession doit cependant satisfaire ! Mais si, à la première nouvelle de ce traité, une révolution éclate dans Paris?

— Nous vous en débarrasserons en un instant, répondit Groben d'un ton dédaigneux. Et d'ailleurs un traité de ce genre peut être conclu sans qu'on en parle. Vous n'avez pas oublié ce que je vous ai dit au sujet de Mac-Mahon ?

— Vous m'avez dit qu'il serait poursuivi et traqué par des forces trois fois plus nombreuses que les siennes. Je n'en crois pas un mot, mais je ne manquerai pas de le répéter, répliqua madame de Montrecour tout en arrangeant ses cheveux et en tirant ses gants d'un air mutin et plein de coquetterie.

— Comme il vous plaira, madame la comtesse, répondit Groben imperturbable.

— Vous ai-je dit, reprit madame de Montrecour, que l'empereur a quelque velléité de revenir à Paris, mais que les ministres considèrent cette démarche comme très-imprudente ? L'impératrice prétend qu'il doit attendre une grande victoire avant de se risquer à revenir au milieu d'une population excitable comme celle de Paris.

— Je vous avouerai que ce serait aussi ma manière de voir, répondit Groben en se frottant les mains. Bien entendu, cependant, nous serions enchantés de revoir Sa Majesté.

Madame de Montrecour sourit et supplia Groben de sa voix la plus douce de prendre grand soin de lui, car il était très-pâle et très-maigre; et sur ces mots elle se retira.

XXVII

LA FUITE

Peu de jours après cette entrevue, Groben avertit Albertine qu'il avait à lui parler en particulier. Elle se rendit à cette invitation le cœur serré, car elle craignait quelque sinistre nouvelle. Chose extraordinaire pour lui, il n'avait pas assisté le matin au déjeuner, et ce qu'il avait à lui dire semblait ne pas devoir être communiqué à sa mère.

Tout en le suivant dans son cabinet, elle remarqua qu'il était très-agité et que ses mains tremblaient.

— Ma fille, dit-il sans essayer de cacher son émotion, je suis bien malheureux : j'ai besoin que tu viennes à mon secours.

— O père, qu'y a-t-il? que puis-je faire? Vous ne doutez pas de moi?

— Je viens de perdre un vieil ami : je viens de le

voir ou plutôt de l'entendre mourir. Schneider a été fusillé ce matin.

— Grand Dieu! s'écria-t-elle en se jetant dans ses bras et en l'embrassant, pourquoi cette terrible mort?

Mais au moment même où elle posait cette question, son esprit fut traversé par la pensée que Schneider avait été fusillé comme espion, et elle se rejeta en arrière avec un sentiment de répulsion.

L'expression de la figure de son père confirma ses soupçons.

— Albertine, dit-il, je suis bien malheureux : n'ajoute pas à mes souffrances. Je lis dans ton cœur.

— Que puis-je faire pour vous, père? demanda-t-elle en faisant sur elle-même un violent effort.

— Je vais te le dire. Le pauvre Schneider m'avait envoyé chercher pour me charger de ses adieux à sa famille et à ses amis et leur faire part de ses dernières volontés. Notre entrevue a été bien triste. Lui, si jeune, si beau, être ainsi égorgé, dans toute la force, dans tout l'éclat de sa jeunesse!

Le ton de Groben était devenu farouche quand il prononça ces derniers mots. De son côté, en les entendant, Albertine fut sur le point d'éclater, d'oublier toute pitié pour la victime, toute sympathie pour son père. Quand il prononça le mot *égorgé* avec toute l'emphase dont il était capable, il lui sembla, à elle, que ce traître à la patrie avait bien mérité son sort. Elle se contraignit et garda le silence.

— On ne m'a pas même permis de rester avec lui jusqu'à la fin, ni d'être témoin de sa mort. Mais ils n'ont pu m'arracher de la prison. J'ai entendu les coups de fusil, j'en ai ressenti le contre-coup dans mon cœur. Mon ami, mon pauvre ami! il était presque un fils pour moi.

Et le malheureux sanglota bruyamment.

Albertine, émue en dépit d'elle-même, lui posa doucement la main sur le bras.

— Mon père, comment pouvez-vous être aussi sensible, et cependant préparer froidement la mort de tant de milliers de mes compatriotes, la ruine du pays qui, depuis tant d'années, vous donne l'hospitalité? Pensez-vous donc à tous les cœurs brisés, aux mères désolées, aux villages incendiés? Cette victime qui, du moins, tombe seule, vous était chère, à vous, et sa mort est bien triste; mais, mon père, je m'en réjouirais presque, si du moins le chagrin pouvait vous faire songer au châtiment qui, tôt ou tard, est réservé à la trahison.

Groben ne répondit qu'un mot.

— Albertine, ma vie est en danger: c'est là ce que j'avais à te dire.

— Votre vie en danger! s'écria-t-elle.

— Oui, ma fille. Je vais quitter Paris; j'espère avoir encore le temps de m'échapper.

— Mais, mon père, il n'est pas possible qu'un danger réel vous menace.

— C'est cependant positif, ma chère enfant. J'espère m'en tirer. J'ai pensé à ta mère et à la manière de la prévenir, et je me suis décidé à m'en rapporter à toi du soin de lui adoucir cette peine; c'était ce que j'avais à te dire.

— Faut-il donc réellement que vous nous quittiez ? et quand cela ?

— Aujourd'hui même.

— Ce n'est pas possible ! Quel terrible rêve que ces deux derniers mois ! Quand le matin je me réveille et me rappelle tout ce qui s'est passé, je ne puis croire que tout cela soit vrai. Le bonheur nous a-t-il donc pour toujours abandonnés?

Elle se jeta à son cou et appuya sur lui sa figure inondée de larmes.

— Tu me rends plus heureux que je n'avais cru pouvoir l'être désormais, dit Groben avec émotion.

— Quand tout cela finira-t-il? s'écria-t-elle.

— Tu tiens donc encore un peu à moi ?

— Sans doute, je tiens à vous.

— Mais de quelle manière ? Tu le vois, je suis bien malheureux ; il faut que je sache sur quoi je puis compter.

— S'il faut vous dire toute la vérité, il y a en moi deux personnes. Quand je pense à vous, à mon père toujours si tendre, je vous aime comme par le passé ; mais quand je vois en vous... l'agent de la Prusse...

— Tu me détestes alors ?

— Je vous aime moins, infiniment moins. Dites-moi, mon père, n'y a-t-il donc rien au monde qui puisse vous décider à renoncer à cette odieuse mission ? s'écria-t-elle avec passion.

Groben garda le silence pendant quelques secondes et répondit gravement :

— Non, rien.

— Vous aimez donc la Prusse encore plus que moi ?

— Ma fille, il est impossible à un homme de mon âge de renier tout son passé.

— Soyez, si vous le voulez, un agent diplomatique régulier, un représentant avoué, un envoyé quelconque; mais, ô mon père, si les prières, si les supplications de votre fille unique ont sur vous quelque influence, cessez d'être un espion.

Une contraction nerveuse de la bouche fut la seule réponse de Groben à ce touchant appel.

Au bout d'un instant il lui dit :

— Eh bien, Albertine, je compte sur toi. Je partirai aujourd'hui, je ne sais pas encore à quelle heure. Je ne veux pas voir ta mère, je lui écrirai quelques lignes; tu lui expliqueras cette décision précipitée, et tâcheras de la consoler.

— Ainsi, c'est bien vrai. Vous nous quittez aujourd'hui même? Je ne puis y croire. Quand reviendrez-vous? Quand irons-nous vous retrouver ?

— Il serait imprudent de ma part de revenir tant que durera l'effervescence populaire, et même avant la fin de la guerre. Je sais que ta mère et toi, avec vos parents et amis français, vous êtes en sûreté. De ce côté, du moins, je suis tranquille. Mais tu peux m'en croire, mon enfant, c'est pour moi une douleur bien poignante de vous quitter toutes les deux, et cela au moment même où je viens de voir mourir des parents, des amis qui m'étaient si chers.

— Pourquoi n'allons-nous pas avec vous ou n'irons-nous pas vous retrouver, cher père?

— Je le souhaiterais de tout mon cœur. Tu sais que tout mon bonheur est de vous avoir toutes deux près de moi. Mais toi surtout, Albertine, je ne voudrais pas t'éloigner de Paris.

— Je vous suivrais avec joie, et je suis sûre que maman ne pourra pas se consoler de votre absence. Partons tous. Dans quel département allez-vous ?

— Je ne puis rester à une seule place. J'aurai à faire de fréquents voyages, tout en ayant, dans une ville quelconque, mon quartier général. Mais, Albertine, je suis forcé de quitter la France.

— Où irez-vous donc? En Belgique? Ce n'est pas en Allemagne toujours, ce n'est pas en Prusse ? Vous ne me proposeriez pas d'y aller? dit-elle en frémissant.

— Albertine, si tu veux bien te le rappeler, je ne t'ai rien proposé, dit Groben froidement. Tu m'as offert, et j'ai refusé, un sacrifice qui est au-dessus de tes forces. Je dois me diriger vers les bords du Rhin.

— O mon père, vous allez donc encore continuer votre horrible métier! Si j'allais avec vous, il me faudrait peut-être voir Strasbourg en flammes, les monuments détruits, les femmes, les enfants massacrés par des barbares aussi cruels que perfides! Vous l'avez bien dit, un tel spectacle est au-dessus de mes forces, s'écria Albertine exaspérée. — Ces tristes scènes que son imagination exaltée lui représentait, elle savait trop, hélas! qu'elles deviendraient bientôt la réalité.

— Ne nous quittons pas irrités l'un contre l'autre, dit Groben. J'excuse et je pardonne tes emportements, ma fille; et toi, de ton côté, rappelle-toi aussi que ma position a ses exigences, et que mon pays a droit à mes services.

Albertine resta confondue. Quel terrible tableau devant ses yeux! Son père était forcé de fuir pour sauver sa vie, parce qu'il était un *traître!* Il s'en allait, sur les frontières de cette malheureuse France, poursuivre en toute sécurité la suite de ses complots! — Elle ne prononça pas une parole, mais son visage était un miroir fidèle qui reproduisait tout ce qui se passait dans son âme. Groben, désespéré, lui dit enfin :

— Ma chère enfant, oublions tout, excepté que tu es ma fille, que je suis ton père. Viens encore une fois dans mes bras. Dieu sait quand nous nous reverrons. Je te confie ta mère, donne-lui la lettre que je vais laisser ici, et dis-lui que j'écrirai aussitôt que ce sera possible.

Albertine l'embrassa.

— Reçois ma bénédiction, ma fille chérie. Pense quelquefois sans amertume à ton malheureux père, et maintenant, mon amour, va... retire-toi.

Elle s'en alla.

Quand madame de Groben rentra le soir et apprit le départ subit de son mari, qui ne lui avait même pas dit adieu, elle fut très-étonnée et très-affligée en même temps. Albertine lui apprit peu à peu la vérité, mais, quoi qu'elle fît, elle ne pouvait expliquer à sa mère d'une manière satisfaisante pourquoi Groben n'avait pas pu seulement lui faire ses adieux. Il fallut bien lui parler de l'exécution de Schneider et de ce qui l'avait motivée. Groben, qui avait été en rapport constant avec Schneider, s'était trouvé probablement plus ou moins compromis. Mais jusqu'à quel point, dans quelle affaire, en particulier, avait-il encouru des soupçons, Albertine n'en savait rien; son père ne lui en avait pas parlé; il lui avait simplement dit que sa vie était en danger, et que par prudence il devait quitter Paris sur-le-champ et très-secrètement.

Pauvre madame de Groben! Ces nouvelles inattendues furent pour elle un coup terrible, et les quelques lignes d'affection tracées à la hâte par son mari ne lui apportèrent qu'une bien insuffisante consolation. Il ne lui disait rien de ses projets pour l'avenir; elle ne savait même pas où lui adresser une lettre.

Quant à l'accusation portée contre lui d'être un espion, madame de Groben protesta énergiquement et déclara que c'était souverainement injuste. Aussitôt, dit-elle, qu'elles sauraient où il avait l'intention de se fixer, elles iraient toutes deux le retrouver, car elle était bien sûre qu'il soupirait après elles et que c'était seulement par délicatesse, par crainte qu'elles n'eussent pas toutes leurs aises, qu'il n'avait pas exprimé le désir de les voir le suivre.

Tout cela embarrassait fort Albertine. Elle ne savait trop que dire : elle se contenta de répondre de temps en temps d'une manière vague et le plus souvent garda le silence.

Ce peu d'empressement de la part d'Albertine ne surprit pas madame de Groben. Elle connaissait toutes les angoisses de la pauvre enfant, et, en bonne mère, elle y prenait une part bien vive. Elle ne craignait qu'une chose, et cela lui causait un secret chagrin, c'était qu'Albertine ne partageât l'erreur commune à l'égard de son père et ne le crût un espion.

Deux jours après, arriva une lettre de Groben. Il annonçait qu'il était à Bonn, et avait l'intention de s'y fixer pour le moment; qu'il établirait peut-être là son quartier général. Il ajoutait qu'il était bien portant et s'informait avec affection de l'état de santé de sa femme et de sa fille et de tout ce qu'elles faisaient. Il ne disait du reste rien de particulier.

Madame de Groben, d'abord un peu surprise, se remit bientôt, et se serait sans doute décidée, malgré les répugnances d'Albertine, à aller le retrouver, si les événements qui survinrent ne l'avaient arrêtée.

XXVIII

LE 4 SEPTEMBRE 1870

La matinée du 4 septembre à Paris rappela beaucoup celle du 7 août. C'était encore un dimanche; quatre semaines jour pour jour s'étaient écoulées depuis le matin fatal où les Parisiens, en s'éveillant, avaient appris les défaites de Wissembourg, de Forbach, de Reichshoffen. Déjà le samedi soir, 3 septembre, beaucoup de personnes et tout naturellement les membres du gouvernement savaient que de nouveaux désastres avaient atteint la France; mais ce fut seulement le dimanche matin que le public apprit la capitulation de Sedan.

L'impression générale fut d'abord une profonde stupeur; ces nouvelles semblaient incroyables à tout le monde, et, jusqu'à midi, la ville entière fut plongée dans la douleur et la consternation.

Cependant, de midi à une heure, une révolution radicale, mais heureusement non sanglante, avait été accomplie : la République avait succédé à l'Empire. Jamais un régime politique ne s'était substitué à un autre aussi pacifiquement ni avec une telle rapidité. Le départ de Louis-Philippe en 1848 et la chute de sa dynastie en l'espace d'une heure n'étaient pas moitié aussi merveilleux. Mais le trait le plus surprenant encore fut le ressort que montrèrent les Parisiens en cette journée du 4 septembre. A les voir, on n'aurait pu croire qu'une grande armée, la dernière ressource sans doute de la nation, venait de capituler, et que sous peu de jours il fallait s'attendre à voir un ennemi victorieux aux portes mêmes de la capitale.

Le soleil, aussi brillant que jamais, avait invité toute la population à la promenade, et chacun paraissait avoir revêtu ses habits de fête. Quand le bruit se répandit dans la foule que la République venait d'être proclamée, on commença par rire de la nouveauté du fait : bientôt toute la ville devint le théâtre d'une joyeuse animation. Nulle part il n'y avait de bruit ni de tumulte. Tout le monde avait l'air tranquille et heureux. Qui se souvenait encore de Sedan? Où s'était réfugié le patriotisme? Où se cachait l'esprit national? La vie de toute une nation avait-elle été à jamais étouffée par la frivolité des dernières années de l'empire? n'était-elle qu'endormie au fond de cette vive population de Paris?

Il y avait bien eu quelque peu d'agitation pendant l'heure de la révolution au Corps législatif et dans les rues environnantes. Les membres de la gauche avaient crié bien haut qu'ils n'avaient aucun intérêt personnel à renverser l'empire. Ils avaient voulu démontrer que c'était la voix du peuple qui les forçait à le renverser et à saisir eux-mêmes les rênes du gouvernement. Ces faits avaient certainement échappé à tout le monde et ils étaient seuls à les avoir observés.

Le grand patriote, M. Gambetta, en s'entendant acclamer nominativement, avait gourmandé la foule et lui avait enjoint de n'acclamer que la France. Le parti de la légalité, avant de céder la place, avait un moment protesté, mais d'une façon tout anodine et sans faire grand éclat.

Un membre de la gauche s'était avancé sur les marches du Corps législatif, et, en voyant les troupes de ligne et les gardes nationaux presque confondus, il s'écria que l'armée et le peuple avaient fraternisé : cette nouvelle électrisa les deux partis qui se tendirent les mains avec la plus touchante cordialité.

Pendant ce temps, la foule amassée autour du Corps législatif criait avec ardeur : — La déchéance! A bas l'empereur! Vive la République! Et quand on vit la troupe et la garde nationale fraterniser, les cris redoublèrent. Là-dessus, la troupe et la garde nationale firent chorus, et dès lors il fut décidé que la nation tout entière avait fait connaître sa volonté. Animée de plus en plus par ce qui venait de se passer, et entraînée sans doute par le plus pur patriotisme, la foule enfonça les portes, se précipita dans la salle des séances et proclama la République.

Les seuls députés qui fussent restés étaient les membres de la gauche. Dès qu'ils purent se faire écouter, ils déclarèrent que le peuple souverain venait d'exprimer la volonté de la France et que la République une et indivisible était dès lors et pour toujours la forme régulière du gouvernement. De nombreux applaudissements accueillirent cette déclaration, et tout le monde parut satisfait.

Les nouveaux élus du pouvoir se portèrent en toute hâte à l'Hôtel-de-Ville, et une fois encore le vénérable monument vit s'installer une nouvelle république, qui devait laisser bien loin derrière elle tous les gouvernements précédents et dont l'avénement fut ratifié par les clameurs de la population.

Il était alors près de trois heures. Une autre foule parfaitement paisible, composée d'hommes, de femmes et d'enfants, qui jouissait autant de la beauté de la journée que de la possession du pouvoir souverain, était assise sur les marches du Corps législatif, qu'elle garnissait entièrement.

Dans les jardins du Palais, quelques rares attentats contre la fraternité avaient été essayés, mais très-vite réprimés. Quelques cris inconvenants avaient été poussés contre l'impératrice; mais, heureusement pour l'honneur de Paris, elle put se retirer tranquillement.

Comme toujours, on eut en cette occasion à signaler les abstentions prudentes des uns, l'abnégation patriotique ou la honteuse ingratitude des autres. Tel est le cortége habituel des rois fugitifs ou exilés : il n'y eut rien de plus marqué qu'à l'ordinaire.

L'impératrice se sauva avec une telle précipitation qu'il lui arriva ce qui était arrivé à Louis-Philippe : elle laissa son déjeuner, très-simple d'ailleurs, sans y avoir touché. Ses valeurs particulières ne furent pas emportées; et des papiers, dans lesquels il n'y avait rien qui pût lui nuire sérieusement, et encore moins la déshonorer, mais qui n'étaient certes pas destinés à la publicité, furent oubliés.

Elle eût été, quant à elle, très-disposée à tenter la lutte pour l'empire, pour son mari et pour son fils; mais, parmi les hommes qui l'entouraient, personne ne voulut accepter une semblable responsabilité. La Providence, à ce qu'il semble, venait de lancer un de ces décrets mystérieux par lesquels elle bouleverse la destinée des nations et châtie, en une seconde, les iniquités qu'elle a tolérées pendant de longues années. Cœurs et volontés furent paralysés : pas un bras ne se leva, pas un homme ne se présenta pour protéger la femme, l'empire, la France. L'orgueilleux Palikao disparut comme les autres.

Les seuls actes de destruction dans la journée du 4 septembre furent la mutilation de la statue de la place de Bourgogne, et l'enlèvement aux devantures de boutiques de toutes les enseignes ou tous les signes quelconques qui indiquaient le patronage impérial. Encore, dans ce dernier cas, ce furent le plus souvent les marchands eux-mêmes qui, par prudence, prirent cette mesure. Dans le cours de la journée, sur les monuments publics et partout en général, la plupart des *N* ou des insignes impériaux furent brisés ou arrachés : actes de vengeance un peu puérils, mais, en somme, très-innocents. Bienheureux serait-on si toutes les révolutions ne laissaient pas de plus sanglants souvenirs !

Cependant, de ce que jamais ville ne montra un entraînement aussi soudain, il serait absurde de conclure que l'Empereur fût universellement impopulaire. La plupart des marchands de Paris, sinon tous, entendaient proclamer la République avec effroi. Les personnes sensées, à peu d'exceptions près, redoutaient la République rouge. C'était le peuple souverain (King Mob) qui régnait pour le moment avec une autorité incontestée.

Le Sénat se réunit et exprima sa complète désapprobation de tout ce qui venait de se passer, mais il se sépara sur-le-champ sans prendre aucune résolution.

Le Corps législatif tint une séance de nuit qui fut beaucoup plus nombreuse que celle du matin. M. Thiers y mit en avant la seule proposition qui fût sensée et légale en pareilles circonstances, de former un gouvernement de défense nationale qui se composerait de membres choisis en nombre égal dans les divers partis représentés à la Chambre et dont le pouvoir durerait jusqu'à ce que la France pût manifester réellement sa volonté par une assemblée constituante. Naturellement cette proposition rappelait trop le passé pour qu'elle pût trouver faveur auprès des républicains ardents qui venaient de s'emparer du pouvoir.

Les nouveaux gouvernants étaient des ambitieux qui croyaient que personne ne pouvait aussi efficacement qu'eux veiller au salut de la France. D'autre part, il faut bien le reconnaître, il y avait beaucoup à dire contre une représentation nationale élue comme l'avait été l'assemblée, sous la pression impériale et maintenue contre toute équité sous le ministère transitoire d'Émile Ollivier. De plus les événements militaires avaient mis au grand jour une si incroyable incapacité ou une telle imprévoyance, les désastres militaires avaient été tellement inouïs, qu'il était impossible à une nation impétueuse et guerrière comme la France de ne pas en rejeter toute la faute sur les gouvernants. C'est ainsi que les hommes honnêtes et les bons patriotes purent hésiter sur la nécessité ou l'à-propos de se renfermer dans une légalité strictement constitutionnelle; et dans la dure extrémité où se trouvait la France sous la pression écrasante de désastres sans précédents, il n'y a guère à s'étonner qu'un entraînement aveugle l'ait emporté sur une politique froide et calme. On oublia, il est vrai, de tenir compte de l'opinion publique en Europe et de l'influence que pourrait causer plus tard cette opinion sur les destinées du pays.

Ainsi fut établi le Gouvernement de la défense nationale, issu de la Révolution du 4 septembre, à Paris, et conséquence de la capitulation de Sedan.

Madame de Groben et Albertine furent parmi ceux qui apprirent avec terreur l'effroyable catastrophe de Sedan. Un tel malheur semblait être trop étrange pour être possible. C'était comme un horrible rêve, sorti d'un cerveau en désordre : mais le doute ne fut pas longtemps permis.

Mac-Mahon avait été grièvement blessé, et leurs cœurs furent torturés par l'inquiétude. Albertine tremblait pour Ernest; madame de Groben tremblait pour lui et pour Albertine : quel effet produirait sur elle un nouveau chagrin?

Jusqu'alors elles ne songeaient guère à la République.

Dans le courant de la journée, un cousin de madame de Groben vint la voir et s'informer de leurs intentions. La mère et la fille lui avouèrent que, bouleversées par l'affaire de Sedan, elles n'avaient pas encore eu le temps de réfléchir sur ce qui se passait à Paris.

— Mais vous, dit madame de Groben, quelle est votre opinion sur la révolution qui vient de s'accomplir?

Ce cousin, M. de Verneuil, était un homme âgé, un observateur froid et pénétrant, qui depuis longtemps ne s'occupait plus activement de politique, mais était toujours très-ardent pour tout ce qui touchait aux intérêts de la France.

— Si c'est la République rouge, répondit-il, tant pis pour mon malheureux pays ! Mais si nous sommes gouvernés par d'honnêtes gens, qui nous donnent une vraie liberté, je préfère la République dans les circonstances actuelles. Cela me paraît être la forme de gouvernement la plus capable de rallier en France tous les partis ; et je crois que les jours de la royauté sont comptés dans toute l'Europe.

— Pensez-vous donc que l'empire soit tombé pour toujours?

— Je le crois, répondit-il.

— Cependant l'Empereur, malgré toute l'incapacité qu'on lui reproche, a fait beaucoup pour la prospérité de la France. Il y a quelques années il a été un moment l'arbitre de l'Europe.

— Un habile aventurier, murmura M. de Verneuil.

— Vous êtes injuste, mon cher cousin, dit madame de Groben. Rappelez-vous que je suis encore une impérialiste dévouée. Votre conversion à la République me surprend, je l'avoue : je pensais qu'une royauté quelconque, légitime ou non, vous aurait plu davantage.

— Je ne crois pas qu'aucune monarchie puisse durer en France. La République se maintiendra-t-elle ? c'est ce que nous allons voir. Je pense qu'il serait bon pour le pays d'en faire honnêtement l'épreuve, au lieu de l'essayer en passant comme il l'a fait depuis quatre-vingts ans.

— Quand l'Empereur a créé le second empire, il faut bien reconnaître que c'est lui qui a rétabli l'ordre.

— C'était fait avant lui. J'aurais beaucoup mieux aimé Cavaignac comme président.

— Sommes-nous assez vertueux pour nous gouverner nous-mêmes? demanda madame de Groben.

— Si tous les Français étaient des modèles de sagesse, répliqua Verneuil en souriant, peu importerait la forme de notre gouvernement; tout marcherait comme un mouvement d'horlogerie.

— Mais ne faut-il pas qu'il y ait quelque point de rapprochement entre le caractère d'un peuple et la forme de ses institutions publiques? observa madame de Groben.

— Sans doute, car l'un réagit sur l'autre. Mais je crois que la France a surtout besoin d'être dressée à faire elle-même son éducation; elle compte toujours beaucoup trop sur le gouvernement d'un homme. Nous devons nous débarrasser de ces perpétuelles révolutions, qui sont fatales à tous les intérêts moraux et matériels.

— O guerre! cruelle guerre! quand finira-t-elle? dit madame de Groben.

— Pensez-vous que maintenant nous ayons la paix? demanda Albertine, qui jusqu'alors n'avait pris aucune part à la conversation.

— Je ne puis rien dire, répliqua M. de Verneuil. En réalité, la Prusse devrait être satisfaite; mais je doute qu'elle le soit, et que nous puissions accepter les conditions qu'elle consentirait à nous offrir. De plus, quelque tournure que prennent les affaires, il sera difficile de traiter avec un gouvernement qui s'est nommé lui-même. Les puissances étrangères le reconnaîtront-elles? La province acceptera-t-elle ce que Paris a fait? Pour l'instant, nous sommes tous à la mer.

— Et si les Prussiens marchent sans délai sur Paris, les fortifications sont-elles en état? demanda Albertine.

— Ne savez-vous pas qu'il y a déjà un canon en batterie? dit en riant M. de Verneuil. Je crains les socialistes de l'intérieur autant que les Prussiens. Si nous échappons aux socialistes et que Trochu reste à notre tête, soyez sûre que nous serons prêts à recevoir les Prussiens longtemps avant qu'ils n'arrivent sous nos murs.

— S'il y a un siége, resterez-vous ici? demanda madame de Groben.

— Certainement, répliqua-t-il; je me mettrai dans la mobile ou tâcherai de m'utiliser d'une façon quelconque.

— Mais vous n'êtes plus assez jeune pour vous battre, étranger comme vous l'êtes au métier de soldat.

— A l'heure où la France est en danger, les barbes grises doivent se mettre en avant, et tout esprit de parti doit se taire. Quant à vous, je le suppose, vous irez rejoindre votre mari?

Avant de répondre, madame de Groben regarda Albertine.

— Je ne puis encore rien dire.

— Eh bien, si je puis vous être bon à quelque chose, usez de moi, que vous vous décidiez à quitter Paris ou à braver les horreurs du siége, dit M. de Verneuil en se levant pour partir.

— Il me semble que j'aimerais mieux rester ici, dit Albertine, à moins... Elle s'arrêta court avant de terminer sa phrase.

— L'affaire de Sedan est si monstrueuse et si incroyable, continua M. de Verneuil, qu'on ne sait que penser, ni que désirer.

— C'est vrai, répondit madame de Groben.

Elle remercia son cousin de ses offres bienveillantes, et il prit congé d'elles.

XXIX

SEDAN

Le lendemain, M. de Verneuil venait donner à madame de Groben les nouvelles qu'il avait pu se procurer sur l'état de Paris.

— Beaucoup de personnes, dit-il, craignent qu'il n'y ait des émeutes et des tentatives de pillage. Vous feriez peut-être mieux de vous en aller, ce serait le plus sûr en tout état de cause.

— Mais n'avez-vous pas confiance dans plusieurs des hommes qui sont au pouvoir? demanda-t-elle.

— Sans nul doute, répliqua M. de Verneuil, mais... il y a beaucoup de *mais*.... Trochu est un excellent homme. J. Favre, en dehors de son talent d'orateur, a une réelle capacité et de nobles sentiments. Le Flô et Fourichon sont, je crois, des hommes honnêtes et capables. Il en est de même de Picard. Je ne sais rien sur Ferry ni sur Pelletan. Ils sont peu connus. Quant à Jules Simon, le ministre de l'instruction publique et des cultes, il ne croit à aucune religion. Le ministre de la justice est un vieux juif dans la force du terme. Les deux Aragos et Glais-Bizoin, je n'ai rien à en dire, on sait ce qu'ils valent depuis 1848. Vous devez vous rappeler Rochefort, notre héros de l'hiver dernier, celui qui figura à l'enterrement de Victor Noir.

— Oui, je m'en souviens, c'est lui qui était toujours prêt à se trouver mal.

— Je pense qu'il n'a pas de mauvaises intentions, continua M. de Verneuil. Reste Gambetta qui a réellement de l'énergie et de grandes capacités.

— C'est celui-là que je crains, dit madame de Groben.

— Ne le craignez pas; soyez-en sûre, un poste élevé lui fera perdre son prestige. Malgré sa supériorité et une certaine valeur morale, il est superficiel et vaniteux.

— Mais, avant de perdre son prestige aux yeux du public, il peut nous faire beaucoup de mal.

— C'est possible, répondit M. de Verneuil, mais j'espère que les autres, qui sont plus sages, seront capables de modérer son effervescence juvénile. Gambetta est, d'ailleurs, un bon patriote.

— Eh bien, si je m'en rapporte à votre appréciation sur nos gouvernants et nos ministres, je ne sais à quoi me décider au sujet du départ, dit madame de Groben : vous en dites à peu près autant, pour et contre le gouvernement.

— La suite des événements prouvera si je juge bien ou mal les hommes, mais je vous répète que le plus sûr pour vous serait de partir. Beaucoup de gens s'en vont, les égoïstes, les timides, et enfin ce qu'il y a de mieux parmi nous. Les égoïstes, pour éviter les dangers et les souffrances, c'est une honte pour un homme de se sauver ainsi; mais, grâce à Dieu, cette première catégorie est peu nombreuse; les femmes ont le droit d'être timides, et, à moins de pouvoir rendre ici des services, elles font mieux de s'éloigner.

— Et quelle est votre troisième catégorie? demanda madame de Groben, en riant de la manière sommaire dont son cousin classait les gens et les choses.

— Je veux parler des religieuses cloîtrées. Assurément elles font bien de partir, car si les propriétés particulières sont *attaquées*, leurs couvents le seront les premiers. Les ordres séculiers restent à Paris dans le but de se dévouer aux soins des blessés.

— Ah! s'écria Albertine, que tout cela est triste! Sait-on maintenant, et pouvez-vous me dire pourquoi Mac-Mahon s'est dirigé vers le Nord au lieu de venir couvrir Paris?

— Il se porta d'abord vers le Nord-Est pour essayer de dégager Bazaine, répliqua M. de Verneuil. L'idée était très-bonne, mais le plan a été mal calculé. Ils ont commis l'énorme faute de trop compter sur les forces de notre armée et de ne pas estimer assez celles de l'ennemi.

— Qui ça, *ils?* demanda Albertine.

— L'Impératrice et le Gouvernement de Paris. On savait que l'Empereur ne pouvait revenir à Paris sans une victoire, et ainsi il fut résolu que l'on tenterait de faire la jonction avec Bazaine; mais cette manœuvre était à peu près impossible, et le mieux eût été que Mac-Mahon ramenât son armée sous Paris et se tînt prêt à arrêter l'ennemi.

— Mais comment a-t-on trop compté sur les forces de notre armée? demanda Albertine.

— De toutes les manières, hélas! — Mac-Mahon parait avoir quitté Châlons le 21 août avec l'intention de se porter par Verdun sur Metz. Il devait faire de 6 à 7 lieues par jour, il espérait les faire, mais les soldats étaient trop chargés, et l'armée était, pour son malheur, ridiculement embarrassée de bagages. En réalité ils n'ont pas fait plus de 3 lieues par jour.

— Et ils ont été coupés par les Prussiens?

— Oui. Le prince de Saxe, ayant flairé le projet, s'élança à leur poursuite dès le 25 août; c'était un peu tard, mais il fit faire à ses hommes 7 lieues par jour, rattrapa Mac-Mahon et le poussa vers le Nord-Ouest.

— C'est alors que de Failly a été surpris à Beaumont.

— Parfaitement, et la surprise s'est transformée en une complète déroute qui coûte à la France 10 000 hommes comme prisonniers.

— Pendant ce temps qu'était devenu Mac-Mahon? demanda Albertine impatiente d'en arriver au point qui la touchait de plus près.

— Après que son arrière-garde, composée des corps de de Failly, eut été dispersée comme je viens de vous le dire, Mac-Mahon fut attaqué lui-même et comme toujours par des forces beaucoup plus nombreuses. Au premier moment il paraît qu'il fut rejeté au delà de la Meuse à Mouzon. Là il aurait plus tard forcé les Prussiens à battre en retraite; puis il marcha sur Carignan.

— Et la liste des morts et des blessés dans toutes ces batailles n'est-elle pas encore arrivée? demanda Albertine.

— Il ne peut encore y avoir de liste exacte. Le nombre des hommes perdus par Mac-Mahon à Mouzon est vaguement estimé à un chiffre de 10 000 hommes. En sorte qu'il pouvait ne plus avoir sous ses ordres que de 90 000 à 100 000 hommes pour la bataille décisive de Sedan.

— Et le fait de la capitulation est-il explicable, pensez-vous ?

— Oui : je commence à y comprendre quelque chose; en premier lieu, notre armée avait à lutter contre une armée trois fois plus nombreuse. Les bulletins prussiens reconnaissent qu'ils avaient 240 000 hommes; je crois que la version qui leur assigne 400 000 hommes est plus près de la vérité. Quand la bataille commença à 5 heures du matin, nos troupes étaient déjà presque complétement cernées, elles n'avaient que Sedan pour protéger leur arrière-garde, et, en arrière, une hauteur qui était couverte de notre artillerie. Tout ce que nous possédions en fait de canons était peu de chose comme chiffre, mais d'excellente qualité. En face des armées françaises et très-avant sur les deux côtés se déployaient les régiments allemands. Avant midi ils nous avaient enveloppés dans un cercle complet : ils avaient opéré leur jonction derrière Sedan. Quelques heures plus tard les Bavarois entraient d'un côté dans Sedan, tandis qu'un corps prussien avait déjà presque occupé la hauteur sur laquelle se trouvait notre artillerie.

— C'est alors que notre armée céda ?

— Non, le combat continua jusqu'à 5 heures du soir. A cette heure, l'Empereur insista, je crois, pour envoyer un parlementaire ; quelques personnes affirment, je le dis parce que je veux être impartial, qu'il n'y fut poussé que par des raisons d'humanité, qu'il voulut prévenir une plus longue effusion de sang, devenue tout à fait inutile puisque l'issue de la lutte ne pouvait être plus longtemps douteuse.

— Je suis sûre qu'il est très humain, s'écria madame de Groben. N'êtes-vous pas disposé à accepter cette version ?

M. de Verneuil leva les épaules.

— Je n'ai pas la moindre idée à ce sujet, répliqua-t-il ; les rapports disent que pendant longtemps il a été plongé dans une sorte de torpeur intellectuelle : je le crois volontiers. L'esprit est très-souvent dominé par le corps, et la santé de l'Empereur était depuis longtemps assez mauvaise pour expliquer sa complète incapacité.

— A quel moment Mac-Mahon fut-il blessé ?

— Dans la première partie de la journée : je ne sais pas au juste à quelle heure. Wimpfen, qui lui avait succédé comme général en chef, refusa d'abord de capituler : il fit appel à ceux qui seraient décidés à faire une trouée à travers l'armée ennemie et à tenter un dernier effort pour rejoindre Bazaine par la route qui mène à Montmédy. Mais, hélas ! 2000 hommes seulement répondirent à son appel.

— Comment les autres ont-ils pu être aussi lâches ? s'écria Albertine.

— Ne les appelez pas ainsi, dit M. de Verneuil assez sèchement. Vous oubliez, ma chère cousine, que depuis le matin il y avait eu de part et d'autre un terrible massacre, que notre armée était composée en partie de nouvelles recrues, et que tous ces hommes s'étaient battus pendant trois jours consécutifs *et avaient à peine mangé :* car, depuis le 30 août, il n'y avait pas eu de distribution de rations, et nous étions au 2 septembre. Sedan, cela était bien connu, ne contenait ni vivres ni munitions.

—Mais, dit Albertine, Wimpfen a cependant essayé une trouée avec ses 2000 hommes. N'aurait-il pas pu réussir s'ils avaient été plus nombreux ?

— Vous savez que je ne suis pas homme de guerre. Beaucoup de personnes pensent qu'il aurait pu réussir, et cela rend plus triste encore cette capitulation. Cependant nous devons nous rappeler quelle était la situation de notre armée enfermée dans Sedan, cernée de tous côtés par les Prussiens avec une artillerie braquée sur la ville et toute prête à la détruire de fond en comble. C'eût été certainement un affreux massacre, et peut-être sans le moindre profit ; nous avions déjà supporté d'effroyables pertes sans avoir sérieusement entamé les rangs ennemis. De Sedan même nous ne pouvions opposer qu'une très-faible résistance, tandis que tous les avantages étaient du côté de l'ennemi.

— Tout ce que vous dites s'accorde avec quelques-uns des rapports que j'ai lus, mais je remarque que la plupart des journaux attaquent très-violemment la capitulation. Et, cependant, ils s'accordent tous pour dire que le champ de bataille offrait le plus épouvantable spectacle dont on puisse avoir l'idée. Cette pensée est horrible !

— Horrible, en effet, s'écria Albertine en frissonnant. Ne pourrons-nous donc jamais nous mesurer avec des chances égales contre ces Prussiens, les surpasser comme nombre d'hommes et de canons?

— Je l'espère bien, répliqua M. de Verneuil; je crains seulement que ce ne soit pas encore tout de suite. Mais, que nos forteresses tiennent, et je compte que la plupart le pourront, cela nous donnera le temps de lever de nouvelles armées. Vous avez vu que Bazaine a fait, le 31, une furieuse sortie qui a duré 36 heures, juste au moment où le pauvre Mac-Mahon luttait devant Sedan. Évidemment, les deux généraux avaient calculé leur plan de manière à opérer leur jonction près de Metz, le 2 septembre.

— Quelle différence c'eût été pour la fortune de la France! dit madame de Groben. Mais pensez-vous qu'il soit possible de lever de nouvelles armées d'ici à peu?

— D'ici à peu, non, répliqua M. de Verneuil: cela prend du temps de former une armée. Mais j'espère et je crois fermement que Paris et la France résisteront jusqu'à la dernière extrémité.

XXX

DEUX LETTRES

Quelques jours après la proclamation de la République à Paris, madame de Groben reçut deux lettres. L'une était de l'écriture bien connue de son mari: elle l'ouvrit tout de suite.

Il suppliait sa femme et sa fille de venir le rejoindre sur-le-champ. Si elles cédaient à son désir, il irait vivre, disait-il, partout où elles voudraient, en France ou ailleurs. Les apparences au début pouvaient être bonnes, disait-il; mais, selon lui, Paris était menacé d'une république démocratique et socialiste, qui amènerait avec elle toute espèce de malheurs : l'anarchie, le pillage, les massacres; il frémissait à cette pensée. Il les conjurait toutes deux, pour leur propre salut, par amour pour lui, et sa femme surtout, au nom de leur amour pour Albertine, de fuir toutes les horreurs qui allaient se produire.

Il annonçait aussi que les armées allemandes, enivrées de leurs triomphes, s'avançaient rapidement sur la capitale, qui était perdue d'avance. Paris essayerait-il de résister ? Il n'osait y penser à l'avance : ce qu'il savait, c'est que, si la ville tentait follement de résister, elle serait bombardée. Et déjà, écrivait Groben, il se représentait les maisons renversées, les édifices en flammes, et tant de précieuses vies exposées aux plus grands dangers. Quels trésors pour l'art et la science allaient être sacrifiés ! La ville la plus belle du monde, le centre de la civilisation européenne, allait peut-être être réduite en cendres. Mais tous ces malheurs n'étaient pas ce qui le préoccupait le plus : ce qui remplissait son cœur d'effroi, c'étaient les dangers qu'allaient courir celles qu'il chérissait : « Songez, disait-il en terminant, à tout ce que je dois souffrir, quand je pense que ma femme et mon enfant vont être enfermées dans une ville où les obus tomberont comme la grêle, pendant que les bêtes fauves du parti socialiste seront maîtresses de tout, et en viendront sans doute à envahir les maisons particulières. »

A ce tableau effrayant, Albertine et sa mère s'arrêtèrent un moment frappées d'effroi. Il ne leur était pas encore venu à l'idée que les choses fussent aussi désespérées.

— Ma chérie, dit madame de Groben au bout d'un instant, partons! Tu vois ce que nous dit ton père.

— C'est terrible, maman, de penser à tout cela. Il est bien dur de ne pas répondre à l'appel de mon père, de le laisser seul et de nous tenir séparées de lui, et, cependant, si vous saviez! Oh! mon cœur se brise, non pas tant de quitter Paris, et de renoncer peut-être à la seule chance d'avoir des nouvelles d'Ernest, mais.....

— Qu'est-ce qui peut te faire encore plus de peine, ma chère fille?

— D'aller vivre avec l'ennemi de mon pays, avec celui qui, pour trahir la France, a trafiqué même de sa femme et de son enfant! De sentir qu'il passe encore tout son temps à comploter contre tout ce que j'ai de plus cher! et cependant, — c'est ce qu'il y a de plus horrible, — savoir que cet homme dont je méprise toutes les actions, je ne dois pas le haïr.... qu'il est mon propre père!

Albertine se jeta dans les bras de sa mère et sanglota amèrement. Ses sentiments longtemps contenus s'étaient fait jour, et cet aveu, si douloureux qu'il fût, lui apportait quelque soulagement.

La pauvre madame de Groben pouvait maintenant juger combien la conviction d'Albertine au sujet de son père était profondément arrêtée, et ce fut pour elle un bien vif chagrin. Se pouvait-il donc qu'un homme qu'elle avait tant aimé, en qui elle avait depuis si longtemps mis sa confiance, fût un misérable? Son cœur repoussait une telle supposition, et, cependant, il y avait dans les accusations persistantes d'Albertine quelque chose qui l'effrayait.

Avec une sollicitude maternelle, elle essaya d'abord de consoler son enfant. Puis, dans l'espoir de lui démontrer son erreur, elle pria Albertine de lui expliquer sur quoi elle fondait ses soupçons. Tout naturellement Albertine raconta l'aveu fait par Groben lui-même; et dès lors toutes les explications postérieures, l'histoire même qu'il avait faite à sa femme, si plausible qu'elle fût, perdirent tout crédit. Il l'avait reconnu lui-même : il était un *espion*.

Entre la mère et la fille il n'y avait plus de secret. Ce fut un soulagement pour Albertine, et la mère s'y prêta volontiers. Mais pour la femme c'était un bien triste réveil. Elle apprenait soudainement que pendant toute une longue vie d'illusions et d'amour, elle avait été trompée.

Ne voulant pas laisser Albertine s'appesantir sur ce sujet, dès qu'elle la vit un peu plus calme, elle prit l'autre lettre qui avait été presque oubliée au milieu des émotions palpitantes causées par la lettre de Groben et de la conversation qui suivit.

La Providence dispense parfois d'une étrange façon les faveurs et les châtiments. Ainsi, du moins, en jugeons-nous dans notre ignorance. Il y a des temps où les désastres s'amassent pour écraser une nation, comme des heures où les malheurs se suivent pour frapper un individu. La nature humaine a peine à résister : l'incrédule parle alors du sort fatal, de la destinée cruelle; la foi chrétienne peut seule apporter le soulagement et la consolation.

La France, après Wissembourg, avait eu Forbach; après Reichschofen, Sedan. Albertine voyait de même se succéder pour elle les épreuves les plus dures.

Cette seconde lettre écrite par une main étrangère, et signée d'un nom inconnu, avait été dictée par Ernest de Mirville. Elle était adressée à madame de Groben, mais elle était écrite à l'intention de sa fille.

La pauvre Albertine n'avait plus qu'à baisser la tête et à fortifier son cœur. Le calice préparé pour elle était plein, et prêt à déborder.

Cette lettre disait à madame de Groben, sur la demande d'Ernest, qu'il avait été grièvement blessé à Mouzon, abandonné sur le champ de bataille, et fait prisonnier par les Prussiens. Il était en ce moment bien soigné, et pourrait peut-être guérir, mais ses blessures étaient graves. Plusieurs éclats d'obus avaient traversé sa jambe droite, et l'amputation était jugée indispensable. Avant de s'y décider, il avait voulu encore une fois écrire à sa mère, à ses amis et à Albertine. Quelques phrases de tendresse terminaient la page.

Sur l'autre feuille, Ernest avait lui-même tracé quelques lignes incertaines pour Albertine. Il lui disait un adieu solennel. Mort ou vivant, il était à elle pour jamais, et de tout cœur : « Mais un misérable estropié, comme moi, ne s'unira jamais à la jeunesse et à la beauté. » Il devait désormais renoncer à un tel bonheur; mais il resterait toujours son frère, son esclave, jusqu'à ce que la mort vînt les séparer.

La parole est impuissante à décrire une telle douleur. Les heureux de ce monde ne la comprendraient pas; ceux qui ont souffert la connaissent trop bien.

XXXI

UN PROJET

La journée s'écoula. En dépit de tant de misères, le temps avait suivi son cours régulier.

— Maman, dit Albertine, voulez-vous me dire ce que vous avez décidé au sujet de mon père?

— De ne pas partir, ma chérie. Au moins de ne pas partir maintenant.

— C'était mon idée. J'ai formé un projet, et ce serait pour moi une grande consolation de le mettre à exécution.

— De quoi s'agit-il, ma fille?

— Je désirerais beaucoup être attachée à une ambulance et pouvoir soigner nos pauvres soldats blessés. Il me semble que ce serait faire quelque chose pour lui, ou du moins me rapprocher autant que possible de lui. Je sais qu'il serait plus méritoire de travailler seulement pour Dieu, comme le font les sœurs de charité, mais quel que fût le motif de ma conduite, je pourrais me rendre utile.

— Nous nous présenterons toutes les deux, dit madame de Groben.

— O mère ! cela vous fatiguerait trop.

— Non, non ; je suis encore forte et j'ai besoin de consolations. Nous ne nous séparerons pas.

La mère et la fille s'embrassèrent tendrement.

Quel trésor de soulagement ne trouve-t-on pas dans une affection véritable! Les hommes sont toujours ingrats envers Dieu : ils songent à ce qu'ils ont perdu et oublient ce qui leur reste.

— Il y a beaucoup d'ambulances particulières qui dépendent de la Société de Genève, reprit madame de Groben ; je préférerais être attachée à une ambulance où il y aurait des sœurs.

— Moi aussi. Et, grâce à l'influence de votre cousine, cela pourra sans doute s'arranger.

— Je le crois, dit madame de Groben. Nous irons voir demain ma cousine sœur Marie-Joseph, et nous réglerons l'affaire immédiatement.

— Ce sera pour moi une grande consolation, dit Albertine en pressant la main de sa mère.

Dans le courant de la journée, madame de Groben écrivit à son mari. Il était impossible d'attendre plus longtemps pour répondre à ses instances pressantes de partir ; mais elle éprouvait en écrivant une sorte de contrainte douloureuse qu'elle eut beaucoup de peine à cacher. Elle lui parla de la terrible secousse que venait d'éprouver Albertine et du peu d'espoir qui restait de sauver Ernest. Quant aux dangers qui, selon lui, menaçaient Paris, elle répondit qu'ils semblaient beaucoup moins considérables à ceux qui se trouvaient sur les lieux, et lui cita plusieurs personnes bien informées qui ne s'effrayaient pas beaucoup. On pensait généralement que le nouveau gouvernement se tirerait d'affaire et serait assez fort pour maintenir l'ordre dans Paris jusqu'à la fin de la guerre. Quant au siége de Paris, bien des gens ne croyaient pas la chose probable; et quant à ceux qui considéraient un investissement partiel comme possible, ils étaient également convaincus qu'on aurait le temps de mettre la ville sur un pied convenable de défense. Avec des fortifications imprenables et de larges approvisionnements pour six mois au moins, quelles craintes pouvait-on raisonnablement avoir? Très-peu de gens, si même il y en avait, croyaient à la possibilité d'un bombardement; cependant toutes les précautions étaient prises. Les puissances étrangères interviendraient, s'il y avait lieu, pour empêcher un tel outrage à la civilisation; les Prussiens eux-mêmes, en fussent-ils capables, ne voudraient pas commettre un acte de violence aussi odieux.

Pour toutes ces raisons, madame de Groben priait son mari de ne pas les presser d'aller le rejoindre.

La lecture de cette lettre fit naître chez Groben des sensations très-diverses. Le refus de venir, car le peu d'empressement qu'on montrait équivalait à peu près à un refus, lui causa un vif désappointement; mais après avoir pris connaissance des motifs présentés par sa femme, il fut loin de renoncer à son opinion.

Comme manière de voir des Français, cette lettre de sa femme amusa singulièrement Groben. En la relisant une deuxième fois, il ne put s'empêcher de rire, surtout à certains passages.

Pauvre chère femme ! pas de siége de Paris, et, s'il y a investissement, pas de bombardement ! L'investissement considéré comme différent d'un siége, et, par suite, comme n'étant pas à craindre ! toutes ces illusions le surprirent beaucoup. « Ils peuvent s'enfermer si bon leur semble, se dit-il; nous les mettrons bien dans l'impossibilité de s'échapper. La suffisance habituelle des Français perce à chaque ligne. Leur capitale ! une ville sacrée que l'on n'oserait profaner ! Nous leur montrerons ce que nous en pensons, s'ils sont assez fous pour nous résister. Mais ils ne le seront pas. » — Groben avait décidé à part lui que la folie des Français n'irait pas jusqu'à résister. L'idée de compter sur une intervention étrangère lui parut très-plaisante. D'une part, il ne croyait pas qu'aucune puissance européenne en arrivât à se battre en faveur de la France, et, d'autre part, il savait bien que la Prusse ne céderait jamais à aucun autre argument que la force brutale. Il sourit aussi d'une manière toute particulière à cette phrase, que la Prusse n'en arriverait pas à commettre des actes d'odieuse violence.

Néanmoins cette lettre, à titre de spécimen des illusions parisiennes, avait à ses yeux de la valeur, et pour cette raison il était bon de se la rappeler à l'occasion.

Quant aux affaires publiques, sa conviction bien arrêtée était que des émeutes dans Paris étaient devenues inévitables et que les portes de la ville seraient sous peu ouvertes aux Prussiens, soit par le parti démocratique avancé, soit par les espions allemands qu'il avait laissés derrière lui en grand nombre et avec qui il entretenait une correspondance active. A défaut de l'une ou de l'autre de ces solutions, Groben savait parfaitement que l'on aurait recours aux bombes pour hâter l'effet produit par la famine.

Il n'avait donc pas exagéré ce qu'il considérait comme la vérité dans le tableau qu'il avait fait à sa femme. Seulement il avait gardé pour lui la conviction intime qu'infailliblement Paris se rendrait, et sous peu de temps. Il était aussi très-vrai qu'il se tourmentait beaucoup pour les personnes qu'il aimait : il connaissait les hasards des affaires humaines, le danger des agitations populaires. Enfin, par-dessus tout, il aspirait à revoir près de lui sa femme et sa fille, parce qu'il chérissait la vie de famille. La plupart des Allemands aiment leur intérieur autant, si ce n'est plus, que les autres peuples. La Prusse, avec tous ses vices, et bien qu'elle ne soit pas originairement allemande, a néanmoins emprunté cette vertu à ses voisins. Pour Groben, la vie de famille était un besoin de tous les jours, et les préoccupations morales les plus graves ne pouvaient combler le vide que lui laissait l'absence des deux êtres qu'il aimait. Dès qu'il était seul, il renonçait à toute régularité dans ses habitudes, à toute espèce de confortable, et les soirées surtout, passées dans l'isolement, lui apportaient un profond ennui.

Il s'était bien attendu à une vive répugnance de la part d'Albertine à venir le retrouver sur le sol prussien ; mais, d'un autre côté, instruit du nouveau malheur qui était arrivé à Mirville, il ne pouvait comprendre pour quel motif elle désirait rester à Paris, au risque d'y être enfermée. Après les blessures qu'il avait reçues, il regardait le jeune officier comme un homme perdu, et c'était pour lui un profond chagrin de songer à la douleur de sa fille.

Que la décision de sa femme fût influencée par les désirs d'Albertine, il le trouvait tout naturel, mais il y avait dans le ton général de sa lettre quelque chose de nouveau, qui le surprenait et l'affligeait tout à la fois. On y sentait de la contrainte et moins d'affection qu'à l'ordinaire.

Un soupçon lui traversa l'esprit : madame de Groben devait être instruite de la vérité ! Albertine l'avait-elle trahi ? Sa mère la croirait-elle, prévenue comme elle devait l'être contre toutes les éventualités ?

S'il l'eût osé, il serait parti tout de suite pour Paris et les aurait emmenées avec lui, n'importe où, et quelles que fussent leurs objections.

Mais il était signalé à la police : il le savait à n'en pas douter. Une lettre importante, entièrement écrite de sa main, et signée de son nom, contenant des preuves positives du rôle qu'il jouait en France, était tombée entre les mains de la police. Une femme avait trompé un de ses émissaires et s'était donné le plaisir de cette petite vengeance aux dépens du méthodique Allemand, qu'elle regardait comme un vieux ladre. Il était bien rare que Groben s'exposât à être compromis. Cependant, il y a des circonstances dans lesquelles il faut savoir tout risquer. Une circonstance de ce genre s'était présentée. Son agent était un homme éprouvé de longue date, il se risqua ; mais la nature humaine est faible, et la fortune, sous la forme d'une femme et d'une Parisienne, avait, pour une fois, trahi Groben.

Groben n'avait eu que le temps de s'échapper; un peu plus il aurait partagé le sort de Schneider, et il ne pouvait guère espérer que le nouveau gouvernement ne sût pas ce qu'il était réellement.

Dans ces conditions, son retour à Paris était impossible avant la fin de la guerre, et, si sa femme ne venait pas le retrouver, il était menacé d'une longue séparation. Mais, du moins, elles n'étaient pas compromises: la parenté toute française de madame de Groben, et leurs sympathies bien connues pour la France, les mettaient à l'abri de tout soupçon. C'était là pour lui un grand sujet de tranquillité. Mais il se disait qu'elles n'étaient pas en sûreté au point de vue des émeutes et du bombardement; d'autre part, son isolement lui pesait beaucoup; enfin, quand il avait une idée, il était très-opiniâtre à la soutenir. Il résolut donc de ne rien négliger pour arriver à les faire venir près de lui.

Toutefois, avec ce sentiment du devoir qui était remarquable chez lui, il commença par s'occuper de ses affaires. Plusieurs heures furent consacrées à lire attentivement des lettres, à recevoir des visites, à donner des instructions à ses agents. Il envoya ensuite plusieurs dépêches à Paris et à Berlin, écrivit à un officier supérieur qui se trouvait devant Metz, et à plusieurs autres officiers qui faisaient partie de l'armée du prince Frédéric-Charles, alors en Champagne.

Une fois ces devoirs remplis, mais seulement alors, Groben s'occupa de ses affaires privées. De nouvelles lettres, plus pressantes encore que la première, furent envoyées à sa femme et à sa fille, et, enfin, il écrivit aussi, à leur sujet, à plusieurs personnes de Paris.

XXXII

AVIS DE M. DE VERNEUIL

La sœur Marie-Joseph avait accueilli la demande de madame de Groben, au sujet des ambulances, avec un sourire de bon augure : elle répondit qu'elle devait en référer à sa supérieure, et alla immédiatement lui en parler. Un instant après, elle revint, disant que l'on était en train de former plusieurs ambulances, que l'on était donc très-disposé à accepter des volontaires.

— Mais, ajouta-t-elle, voulez-vous rester à Paris, ou préférez-vous aller en province? Une ambulance est sur le point de partir d'ici à un jour ou deux pour le Nord, peut-être pour la Belgique, où nous avons appris qu'il se trouvait un grand nombre de nos blessés.

— Ma mère, s'écria Albertine, dont le cœur battait avec une telle force qu'on aurait presque pu l'entendre, partons pour la frontière.

— Ma petite cousine est peut-être effrayée du siége, dit la sœur avec bonté; mais les fatigues du voyage seront peut-être encore plus grandes. Êtes-vous sûre qu'elle ne soit pas trop jeune et trop faible pour une telle mission? ajouta-t-elle en se tournant vers madame de Groben.

— Oh! non! vous vous trompez, je vous assure. Je

parais peut-être délicate, mais je suis très-forte. Il faut absolument que je quitte Paris, dit Albertine, oubliant que peu de jours auparavant elle avait insisté pour rester.

Madame de Groben, retenue par diverses considérations, hésita un instant. Que penserait son mari d'une résolution si subite? Il serait sans doute très-aise de les voir quitter Paris; mais approuverait-il le service des ambulances? Elle devinait bien quelle était l'espérance d'Albertine; mais serait-il prudent, dans les circonstances actuelles, de courir le risque de revoir Ernest? Il était peut-être mourant! il était peut-être mort! devait-elle les laisser se revoir?

Elle ne put résister aux supplications muettes qu'elle lisait sur la figure d'Albertine, et finit par consentir. Il fut convenu avec la sœur qu'elles se joindraient à une ambulance mobile, et se tiendraient prêtes à partir à toute heure pour la frontière : le moment du départ n'était pas encore fixé.

Revenues à la maison, ce fut une grande consolation pour Albertine de faire en toute hâte ses préparatifs : elle allait enfin servir à quelque chose; elle l'espérait du moins : elle allait se dévouer de toutes ses forces au soulagement de ses compatriotes, et contre-miner, dans la limite de ses moyens, les agissements des espions. Peut-être aussi pourrait-elle revoir Ernest? Le voir une fois encore, fût-ce pour s'en séparer ensuite à tout jamais, serait un bonheur inexprimable!

Quant aux ambulances, volantes ou fixes, Albertine savait quels services elles peuvent rendre aux blessés, quel soulagement immense elles peuvent apporter aux misères de la guerre.

— Je vous félicite, ma chère Albertine, dit M. de Verneuil en lui pressant la main, dès que madame de Groben lui eut fait part de leur résolution. Vous avez parfaitement raison de vous dévouer pour nos pauvres soldats. La seule chose que je regrette, c'est de vous voir attachées à une ambulance mobile.

— Cela ne va pas tout à fait avec nos idées sur le rôle qui convient aux jeunes filles, dit madame de Groben qui paraissait un peu contrariée, mais il y a des moments où l'on doit se départir de ses principes : d'ailleurs, je ne la quitterai pas.

— Quel inconvénient peut-il y avoir? s'écria Albertine. La seule chose qui me déplaise dans nos habitudes françaises, c'est le décorum exagéré que l'on exige des jeunes filles, et seulement des jeunes filles, dit-elle avec dépit.

M. Verneuil sourit d'un air bienveillant.

— L'innocence est souvent trop hardie. Je ne chercherai pas à vous dissuader, dit-il en s'adressant de nouveau à madame de Groben, car je partage tout à fait vos idées. Mes paroles faisaient allusion à ce qui va se passer, puisqu'il faut toujours qu'on abuse des meilleures choses. Beaucoup de dames équivoques sont en train pour le moment de faire parler d'elles par leur dévouement charitable.

— Je le sais, répondit madame de Groben. Les ambulances font fureur, et j'ai appris que nos plus grandes tapageuses ont adopté cette nouvelle manière de se faire remarquer.

— Je n'ai pas l'intention de leur reprocher de suivre de bons exemples, dit M. de Verneuil, puisque avec leur amour de la célébrité elles ont du moins des sentiments charitables. C'est l'hypocrisie que je déteste. Seulement il ne faudrait pas que notre petite Albertine fût confondue, ne fût-ce que de nom, avec ces dames; et ce sont elles justement qui se mettent de préférence dans les ambulances mobiles, par amour du mouvement et des émotions de toute espèce.

— Quatre sœurs de charité et nous serons les seules femmes de notre ambulance. M. Durier est le chirurgien en chef; M. de Cayla, un ami que vous connaissez aussi, dirigera les nouveaux volontaires, et l'abbé Petit sera notre aumônier.

— C'est très-bien composé, dit M. de Verneuil. On ne pourrait faire la moindre objection à voyager en semblable compagnie. Je suis enchanté de voir une charité aussi active à Paris et dans les provinces, dans les rangs des plus nobles et des plus vertueuses personnes des deux sexes. Cette guerre inique nous aura du moins rendu le service de réveiller l'énergie endormie du pays, et, entre autres résultats, elle aura donné un nouvel élan à la branche française de la Société internationale de secours aux blessés.

— Depuis le commencement de la guerre j'avais des préventions contre cette Société à cause même de son titre d'*Internationale*, dit Albertine. C'est, je l'avoue, un mauvais sentiment, mais j'éprouverais un sentiment d'horreur à soigner un Prussien.

M. de Verneuil leva les épaules.

— Cela peut être pénible, je le comprends. Mais vous

ne serez probablement pas appelée à le faire. Le caractère international consiste surtout dans des principes communs au point de vue de l'administration de la Société, principes qui sont admis par toutes les nations européennes, et qui donneront lieu à un mutuel échange de bons offices. Ainsi des volontaires de toutes les nations sont venus au secours de nos armées ou des armées prussiennes, suivant les sympathies personnelles. Les puissances neutres ont envoyé de l'argent, des médicaments, etc., aux deux nations belligérantes. En temps de paix, les inventions chirurgicales et autres sont communiquées à toutes les nations.

— Notre Société française a été établie par la convention de Genève en 1864? demanda madame de Groben.

— Plusieurs pays réclament la priorité de l'idée et de l'organisation. Toujours est-il que c'est en 1864 que la branche française a été constituée.

— Je me rappelle avoir vu à l'Exposition universelle de 1867 les voitures pour les blessés du docteur Évans.

— Oui, aussi bien que toutes les inventions nouvelles pour améliorer les conditions hygiéniques et sanitaires des armées, continua M. de Verneuil. Des conférences internationales sur ces divers sujets ont eu lieu ensuite à Paris.

— N'y a-t-il pas eu une autre réunion diplomatique dans le même but à Genève en 1868? demanda Albertine.

— Oui, et cinq clauses ont été ajoutées aux conventions de 1864, répliqua M. de Verneuil, et il fut en même temps proposé d'étendre le bénéfice de toutes ces conventions aux armées de mer.

— Cela n'avait pas encore été fait?

— Le bien est aussi lent à... commença M. de Verneuil.

— Que le mal est prompt à se produire, dit Albertine en finissant la phrase.

— Carl nous parlait d'une conférence internationale qui a eu lieu à Berlin en 1869 entre les diverses Sociétés, dit madame de Groben.

— Une fois la guerre terminée, il y aura bien des points à discuter, observa M. de Verneuil. La Prusse a si honteusement abusé du drapeau de Genève !

— Quel malheur qu'il n'y ait pas un code international pour régler les affaires des nations, s'écria Albertine, et pour flétrir ceux qui transgressent les lois de la justice !

— Oui, répliqua M. de Verneuil, à la condition que ce code fût basé sur les principes éternels du droit et de la justice. Mais les peuples comme les individus se refusent à reconnaître toute autorité. Dieu est en quelque sorte expulsé du monde. Les nations sont aussi égoïstes que les individus. De là cet odieux principe de non-intervention. La France s'est retranchée derrière ce principe, et aujourd'hui elle en est elle-même la victime.

— La sœur Marie-Joseph nous a dit que nous trouverions les ambulances mobiles admirablement organisées.

— Oui, sans doute. Les volontaires attachés à ces ambulances vont sur le champ de bataille et ramassent les blessés au milieu même de l'action.

— C'est épouvantable pour des hommes de penser qu'ils sont obligés de passer sur les corps de leurs camarades, peut-être de leurs amis, qu'ils ne peuvent pas venir à leur aide, et parfois même qu'ils les foulent aux pieds ! dit Albertine avec horreur.

— Mais n'est-ce pas un glorieux triomphe pour la charité, remarqua M. de Verneuil, que nous puissions être aujourd'hui en relations amicales même avec l'Internationale de Berlin ?

— Oh ! non, s'écria Albertine ; la seule idée d'un rapport quelconque avec la Prusse m'est odieuse.

— Tu te laisses emporter trop loin par tes sentiments, ma chère fille, dit madame de Groben. Ces rapports avec l'ennemi ouvrent à nos prisonniers des moyens de correspondance, et par suite apportent quelque soulagement aux misères qu'ils endurent.

— Et l'on eût fait beaucoup plus en ce sens, n'était la perfidie de la Prusse, remarqua M. de Verneuil. Elle a combattu de toute manière les théories généreuses auxquelles elle avait adhéré à Genève. Cependant, pour lui rendre justice, quelques-uns de nos membres les plus zélés de l'Internationale de Paris sont des Prussiens : mais ils sont en même temps des espions, de méprisables espions.

Madame de Groben pâlit, et un nuage de colère passa sur le front d'Albertine.

— Grand Dieu ! des espions partout ! Ne nous débarrasserons-nous jamais d'une semblable vermine ! La France n'apprendra-t-elle jamais à user des mêmes armes ?

— Le ciel nous en préserve ! cria M. de Verneuil.

Nous pouvons être accablés par le nombre de nos ennemis; le jour de la vengeance peut longtemps tarder à venir. Mais, au milieu de toutes ses fautes, la France ne descendra pas jusqu'à la trahison.

— Non, Dieu merci! dit Albertine les yeux inondés de larmes. Ce n'est pas ce que je voulais dire.

XXXIII

LA DAME DE BELLEVILLE

Le lendemain de cette conversation, on annonça à madame de Groben qu'un monsieur qui ne donnait pas son nom, mais qui se disait envoyé par M. de Groben, désirait lui parler.

Elle donna l'ordre de le faire entrer, et un jeune homme blond, de petite taille, entra en saluant d'un air gauche la maîtresse de la maison et Albertine.

— Puis-je savoir à qui j'ai l'honneur de parler? demanda d'un ton poli madame de Groben. Vous êtes peut-être un ami de mon mari?

— Une de ses connaissances, répondit-il, et je puis même dire une de ses anciennes connaissances. M. de Groben m'a prié de venir vous voir pour vous avertir des dangers que vous courez en restant à Paris dans les circonstances présentes. Il a pensé que ma position d'employé principal au ministère de la guerre me mettait à même de connaître les opinions des hommes du gouvernement.

— Vous êtes très-aimable d'avoir pris cette peine, répondit madame de Groben avec une certaine roideur. Vous pensez donc que nous courons des dangers?

Ainsi qu'Albertine, elle avait tout de suite reconnu un Allemand : il fallait pour cela une oreille très-exercée, car certainement ce monsieur n'avait pas le moindre accent et parlait le français très-couramment; il avait cependant une légère intonation germanique, presque imperceptible.

Il avait très-vite retrouvé son aplomb, et l'on reconnaissait en lui un homme qui n'était peut-être pas complétement au fait des usages de la société, mais qui avait une grande habitude de la conversation.

— Oui, madame, répondit-il à la demande de madame de Groben; en outre de ce que j'ai appris par les conversations et les faits qui forcément arrivent à ma connaissance, j'ai pris de tous côtés de minutieuses informations, et je suis très-certain que le siége et le bombardement sont inévitables, avec toutes les horreurs qui en sont la conséquence ordinaire si Paris est pris d'assaut.

Après un moment de silence, madame de Groben répondit froidement :

— Je vous remercie beaucoup.

Comme il ne s'en allait pas, Albertine ne put s'empêcher de lui demander :

— Y a-t-il longtemps que vous connaissez mon père?

— Assez longtemps, répondit-il.

— Elle lui demanda encore avec malice si, étant

Allemand, et peut-être Prussien, il ne craignait pas de rester à Paris?

— Il se contenta de répondre *non*, et se leva pour sortir.

Madame de Groben le remercia de nouveau avec politesse. Il les salua d'une manière un peu roide et se retira tranquillement. Il était visible que cet individu ne savait pas entrer dans un salon ni en sortir. Une fois assis, il se tirait d'affaire.

— Il n'est pas aussi comme il faut que M. Schneider, remarqua Albertine, mais c'est à peu près la même manière doucereuse. Encore un espion! et celui-là, employé par le nouveau gouvernement... au ministère de la guerre! Mon Dieu, quand cela finira-t-il?

Madame de Groben soupira.

La porte était à peine refermée sur le jeune homme qu'une autre visite fut annoncée : envoyée de même par M. de Groben auprès de ces dames. Cette personne fit passer sa carte, qui portait le nom de « Madame Georges ».

— Faites entrer cette dame.

La mère et la fille avaient à peine eu le temps d'échanger un regard d'étonnement quand la dame fit son entrée.

Madame Georges était bien une Française, mais une femme des plus vulgaires; elle n'avait pas de manières doucereuses : elle était, au contraire, vive et brusque. Elle commença immédiatement à parler avec volubilité.

« Son mari, dit-elle, était nuit et jour dans les clubs : il était journaliste et très-fort en politique, ajouta-t-elle d'un air triomphant. C'était en partie à M. de Groben qu'il devait sa place de rédacteur du... ***, répéta-t-elle deux fois avec orgueil, et il n'était pas homme à jamais oublier un service. »

Après ces mots, la dame regarda madame de Groben; elle semblait attendre une réponse. Se sentant ainsi interpellée, cette dernière dit à demi voix qu'elle était touchée de trouver tant de reconnaissance chez un homme aussi occupé!

— Vous pouvez bien le dire, s'écria madame Georges. Mon mari a plus à faire que qui que ce soit à Paris, surtout depuis la dernière révolution. C'est pourquoi il n'est pas venu lui-même s'acquitter de la commission de M. de Groben.

Il y eut un nouveau silence. Madame de Groben répondit qu'il avait choisi un excellent remplaçant, et qu'elle serait enchantée d'entendre ce qu'elle avait à lui communiquer.

La dame n'écouta que la moitié de la réponse, et continua ainsi :

— Eh bien! mon mari pense, car je crois vous avoir dit tout d'abord que, pour une raison que je ne me rappelle pas, M. de Groben désirait avoir son opinion sur l'état des affaires, mon mari pense que cette révolution n'a pas été assez radicale, et il espère que nous en aurons bientôt une seconde.

Sur ce, madame Georges fronça les sourcils, comme une personne convaincue de l'importance de ce qu'elle annonçait.

— Vraiment! dit madame de Groben, qui commençait à s'alarmer.

— Oui, madame, ce ne sont que des demi-républicains, et ils ne nous ont donné que des demi-réformes. Il faut enfin que l'on fasse quelque chose pour le peuple. Il nous faut un partage égal des propriétés : — plus de riches, plus de pauvres ! — le mérite doit être récompensé partout où on le trouve, et toutes les religions doivent être libres : aussi nous commencerons par nous débarrasser des prêtres.

— Et quand ce programme sera-t-il mis à exécution ? demanda Albertine, que la nouveauté de ces idées arrachait à ses chagrins.

— Immédiatement ; mon mari dit que cela va se faire tout de suite. Nous pourrons bien avoir quelques batailles dans les rues ; mais, vous le savez, une petite saignée ne fait pas de mal. — Et madame Georges se mit à rire de cette facétie. — Il pourra bien y avoir un peu de désordre, quelque pillage, car le peuple est très-*monté*. Nos Bellevillois disent qu'ils ont été trompés par le gouvernement.

— Vraiment ! et de quelle manière ? demanda madame de Groben.

— Trochu est un légitimiste, un monarchiste dans l'âme, et ne veut, à aucun prix, nous délivrer des prêtres. Jules Favre ne va pas à la messe à Paris, mais à la campagne il y va, nous le savons positivement. Il ne veut pas du partage des biens, ni d'un nouvel état social. Il se dit démocrate, mais il n'est pas socialiste, je vous en réponds. Notre Rochefort même, nous le soupçonnons de s'être vendu.

Et la seule idée d'une pareille énormité ébranla tellement l'imagination de madame Georges qu'un instant elle parut accablée, et des larmes lui vinrent aux yeux. Elle se releva bien vite, et s'écria d'une voix entrecoupée :

— Blanqui et Flourens mis de côté ! y songez-vous? J'en appelle à vous, madame, comme à une dame pleine de tact et de discernement. Quand un homme, un héros comme Flourens, se trouve dans un parti et qu'on le laisse de côté, à quoi peut-on s'attendre?

Madame Georges avait parlé avec une telle volubilité qu'elle en était tout essoufflée, et sa figure était très-rouge. Elle tira son mouchoir de la poche d'une robe couleur lavande, et s'essuya le front et les joues avec énergie.

— Vous êtes fatiguée, madame, dit poliment madame de Groben. C'est une grande bonté de votre part de venir trouver des étrangers comme nous, et peut-être venez-vous de très-loin. Tout ce que vous m'avez dit est tout à fait nouveau pour moi.

— Sans doute, s'écria madame Georges avec fierté. Comment vous autres aristocrates sauriez-vous rien de ce qui se passe? M. de Groben a voulu que vous fussiez informées de la vérité, parce que, d'abord, vous le voyez, il y aura peut-être quelques dangers pour les riches, — pour les dames, pour les jeunes demoiselles, ajouta-t-elle en se tournant d'un air protecteur vers Albertine. Mais, une fois que le drapeau rouge flottera triomphalement dans toute la France, — et, en prononçant ces mots, elle faisait flotter son mouchoir de poche, — alors tout ira bien. Liberté, égalité, fraternité. L'agneau dormira paisible au pied du lion. Plus de guerre ! la paix universelle ! — la fraternité universelle! — dit en terminant madame Georges, qui ne se préoccupait guère de la logique. A ces derniers mots, elle avait essayé d'adoucir sa voix, et elle levait les yeux vers le plafond d'un air inspiré.

— Et si l'exécution de ce plan rencontrait quelques difficultés inattendues? dit madame de Groben; si le parti qui est aujourd'hui au pouvoir opposait une résistance énergique?

— Dans ce cas..., s'écria madame Georges; mais ceci est notre secret. — Et elle regarda d'un air mystérieux dans toute la chambre. — Après tout, je suppose que je puis bien me fier à la famille de M. de Groben..... Dans ce cas, nous appellerions les Prussiens.....

— Grand Dieu! s'écria Albertine en s'élançant de sa chaise, et, d'un ton plein de mépris et d'indignation, est-ce là ce que vous appelez de la fraternité? Vendre son pays à l'ennemi dans une vue d'intérêt particulier et de mesquine ambition! Avez-vous donc oublié le patriotisme au nombre de vos vertus? L'homme qui, à cette heure, en France, n'est pas un patriote est indigne du nom d'homme. Mais les femmes elles-mêmes devraient être prêtes à verser, s'il le faut, la dernière goutte de leur sang pour ce qu'il y a de plus sacré au monde : le sol de la patrie et le foyer domestique!

A peine avait-elle fini de parler qu'elle sentit qu'elle s'était laissé trop emporter, et que son auditoire ne l'avait sans doute pas comprise.

Madame Georges la regarda d'un air stupéfait.

— Qui l'aurait cru, s'écria-t-elle enfin, que mademoiselle pourrait parler avec une telle énergie? Je m'imaginais qu'une aussi gentille demoiselle n'avait jamais quitté les jupons de sa maman; mais elle rendrait des points à mademoiselle Marie! Je croirais volontiers que vous avez été entendre nos orateurs au Pré-aux-Clercs ou même aux Folies-Bergère.

Ceci fut dit sans la moindre ironie et avec une sincère admiration.

Madame de Groben se réjouit intérieurement de ce que la sortie de sa fille n'eût provoqué aucune hostilité; mais elle eut de la peine à retenir un sourire en répondant :

— Les Folies-Bergère, c'est le nom d'un club, n'est-ce pas? Les orateurs y sont-ils très-éloquents?

— Je voudrais vous les faire entendre, répliqua madame Georges avec animation. M. Georges est un des orateurs habituels. Il parle si bien! Quand je l'entends, je suis fière de lui. Madame, venez-y une fois, rien qu'une fois, et amenez avec vous mademoiselle pour entendre mon mari. Et Flourens! quel orateur nous avons là! quelle force, quel esprit, quelle puissance! Vous devriez venir l'entendre; vous seriez bien plus à même de juger par vous-même de l'exactitude de tout ce que je vous ai dit, de ce que M. Groben a voulu que vous connussiez. Voyons, madame, venez.

Et dans l'ardeur de son désir elle posa familièrement la main sur le bras de madame de Groben. Toute ridicule et vulgaire qu'elle fût, il y avait dans cette femme une franchise qui faisait en partie oublier sa grossièreté. La mère et la fille le sentaient; elles la remercièrent donc de ses bonnes intentions, et s'excusèrent, sous le prétexte qu'avant de quitter Paris elles avaient encore beaucoup à faire. Madame Georges se désola de les voir perdre une telle occasion. Elles ne la retrouveraient peut-être jamais; on ne savait si, après le siége, on verrait encore briller de si grands talents : les bombes pourraient bien en faire disparaître quelques-uns. Tous les amis étaient déterminés à se battre vigoureusement. Paris, — le monde, — verraient de quel bois étaient faits les hommes de Belleville. Flourens, ajouta-t-elle, devait être général. Mais en même temps elle se réjouit beaucoup, dans leur propre intérêt, de les voir s'en aller et échapper ainsi aux misères et aux horreurs du siége.

Après cette longue tirade, elle se leva pour partir. Madame de Groben la remercia beaucoup de l'empressement aimable qu'elle avait mis à faire la commission de Groben. Elle-même leur adressa en riant des adieux très-bienveillants, leur promit de transmettre à son mari tous leurs remercîments, et enfin elles se séparèrent dans les meilleurs termes.

Dès que cette étrange visite fut terminée, Albertine et sa mère se communiquèrent leur mutuel étonnement.

— Il est sûr, dit Albertine, que papa connaît de bien singulières gens ! Il n'est pas un parti politique au milieu duquel les Prussiens n'aient tendu leurs filets. Ils se sont glissés dans tous les rangs de la société.

— Ton père est extrêmement impatient que nous allions le retrouver, dit madame de Groben sans répondre aux appréciations de sa fille. J'espère qu'il ne sera pas mécontent de nous savoir dans les ambulances.

Juste à ce moment arriva un message de la sœur

Marie, qui les appelait auprès d'elle. L'ambulance s'était décidée subitement à partir le jour même, et dans quelques heures on se mettait en route.

Heureusement tous leurs paquets étaient faits. En se pressant un peu, elles furent bientôt prêtes, et arrivèrent à temps à la maison-mère des sœurs de charité, rue du Bac.

XXXIV

LES HORREURS DE LA GUERRE

La route suivie par l'ambulance se dirigeait à travers les Ardennes, et bientôt les voyageurs, sans apercevoir encore l'ennemi, purent reconnaître les traces de son passage.

Cette contrée, si riche en points de vue pittoresques, présentait les teintes dorées si belles des derniers mois de l'été; mais, de toutes parts, les villes dévastées, les hameaux, les villages à demi détruits attestaient la présence d'un conquérant barbare et sans pitié.

Les habitants, ruinés, réduits au désespoir, erraient çà et là; à la vue de figures amies, quelques-uns s'approchaient et racontaient leurs misères en pleurant:

— Ils nous ont tout volé, disait une vieille femme; ils ne nous ont laissé que les quatre murs.

— N'avez-vous donc rien à manger? demanda madame de Groben d'une voix émue.

— Ils ont tout emporté, répondit la vieille en croisant les mains; vous auriez de la peine à trouver un morceau de pain dans tout le village ; il n'y reste qu'un peu de farine que des voisins ont eu la chance de pouvoir cacher.

— C'est le droit de la guerre, nous le savons bien, dit un individu que son costume et tout son extérieur désignaient comme appartenant à une classe plus élevée que les villageois qui l'entouraient ; mais il est rare qu'on l'exerce avec tant de rigueur.

— Les Prussiens sont un peuple bien cruel ! s'écria Albertine avec indignation.

— Vous avez bien raison, mademoiselle, répondit-il. Je suis de la ville de Vouziers ; ils nous ont imposé une contribution de beaucoup au-dessus de nos ressources. Notre maire a eu beau représenter que chez nous le vin de Champagne et toute espèce de luxe étaient inconnus ; comme nous ne pouvions fournir à leurs réquisitions, notre ville a été ravagée par les soldats.

Albertine se retourna pour cacher ses larmes. A ce moment elle aperçut une jeune femme qui pleurait beaucoup. Poussée par cette sympathie que font naître les grandes infortunes, elle alla vers elle et lui prit la main avec bonté :

— Vous aussi, lui dit-elle, vous avez perdu quelqu'un qui vous était cher ?

— Les barbares ! ils ont massacré mon mari, mon Pierre, si bon et si brave, qui n'aurait pas fait de mal à une souris sans y être forcé, répondit-elle en sanglotant.

— Pauvre femme, dit madame de Groben. Si jeune et déjà veuve ! Quel malheur ! Votre mari a été tué dans une des dernières batailles près de Sedan ?

— Ne nous répondez pas, s'écria Albertine, si cela vous fait mal de parler.

— Non, dit la femme, il me semble que cela me fait du bien de parler de Pierre. Il n'était pas soldat, il était dans les francs-tireurs, et il n'a pas été tué dans une bataille. Je serais moins malheureuse s'il en était ainsi. Ils l'ont fait prisonnier et l'ont fusillé de sang-froid, sous prétexte, ont-ils dit, qu'il n'était pas un soldat régulier, les lâches assassins !

— C'est la suite de leur méprisable système d'intimidation, observa Albertine avec émotion et en s'adressant à sa mère. Mais je suis sûre que de semblables moyens ne réussiront pas en France. Nos paysans, ni même nos habitants des villes, ne seront pas arrêtés par la crainte de la mort.

— Ces procédés barbares sont la violation de tous les sentiments d'humanité et de toutes les lois internationales, répondit madame de Groben. Avez-vous des enfants pour vous consoler ? demanda-t-elle à la jeune veuve.

— J'ai quatre enfants, madame ; je les ai montrés à ces sauvages pour essayer de les toucher : ils n'ont fait que rire et m'ont dit que si mon fils aîné avait été un peu plus grand, ils l'auraient aussi fusillé.

Les ambulanciers quittèrent le Chesne, le cœur brisé, et continuèrent leur voyage vers le Nord.

Peu de temps après, ils furent arrêtés par deux vieilles gens qui étaient à pied et portaient sur leurs épaules divers paquets : un enfant d'environ quatorze ans marchait quelques pas en avant. L'homme regarda les bonnets des sœurs et leur demanda si elles n'étaient pas Françaises : sur leur réponse affirmative, il s'informa de la route pour se rendre au village du Chesne, celui où l'ambulance venait de faire une halte. On lui indiqua le chemin, et une sœur lui demanda :

— D'où venez-vous donc, mon brave homme?

— Nous venons d'Alsace.

— Et qu'est-ce qui vous force à aller aussi loin?

— Nous fuyons les ennemis. Ils se sont emparés de notre pays et y ont installé un gouverneur : nous ne serons jamais Allemands. Nous allons retrouver notre fille qui est mariée au Chesne.

— Est-ce que vous ne craignez pas de tomber entre les mains des Prussiens? continua la sœur.

— Nous comptons sur l'enfant pour nous tirer d'affaire, répondit le vieillard en montrant son petit garçon; c'est un petit bonhomme très-malin qui jusqu'ici nous les a fait éviter.

L'enfant sourit en passant la main dans ses cheveux d'un air gauche; la vieille mère perdit pour un instant son expression de tristesse en voyant que l'attention générale était portée sur son petit-fils.

— Ah! nous avons vu de tristes scènes le long de notre route, je vous en réponds, dit cette femme dans son rude dialecte alsacien. Partout la ruine et la désolation! Il faut que nous ayons bien gravement offensé Dieu pour qu'il ait permis que de tels malheurs nous arrivent.

— Toute la route suivie par les Prussiens peut être reconnue aux villages pillés et dévastés, ajouta l'homme avec amertume.

— Et vous-mêmes avez-vous beaucoup souffert personnellement ? demanda madame de Groben.

— Trois de nos fils sont tombés au champ d'honneur, répondit-il fièrement ; — mais ses lèvres tremblaient violemment.

— Nous ne reprochons pas leur mort à notre pays, dit la mère tout en prenant un coin de son tablier pour essuyer de grosses larmes.

— Nous devons tous prier Dieu pour obtenir la paix, dit la sœur.

— Non, tant que les envahisseurs seront sur le sol de la patrie, répondit le vieillard.

— Non, non, dit la femme : j'ai encore cinq fils, et je les donnerai tous à la France avec joie.

Pendant qu'elle parlait, l'enfant la regardait et jeta en l'air son chapeau déchiré tout en criant : *Mourir pour la patrie !*

Albertine ne put retenir ses larmes. Le chirurgien en chef, M. Durier, fit cette remarque :

— Un pays dont les enfants sont animés par de tels sentiments sera difficile à conquérir. Cette vieille femme, avec sa rudesse et son ignorance, est tout simplement héroïque.

Les Alsaciens continuèrent leur route vers le Chesne. L'ambulance marcha dans la direction de Beaumont. Quand elle arriva dans cette ville, les Prussiens l'occupaient encore.

Il restait, dirent-ils, très-peu de blessés dans la ville ; la plupart des cas graves avaient été dirigés vers des places plus importantes, et ceux qui n'étaient que légèrement blessés avaient été expédiés en Allemagne.

Cependant les chefs de l'ambulance avaient reçu de Paris comme instructions de ne pas se laisser tromper par les Prussiens : il avait été affirmé que beaucoup de Français restaient encore abandonnés, sans secours, dans les diverses localités, aux environs des villages où s'étaient livrés les derniers combats. La sœur supérieure fut donc envoyée en députation pour insister auprès des autorités allemandes. On pensait que, en sa qualité de femme et de religieuse, elle serait écoutée avec plus de considération. En outre, elle parlait l'allemand avec facilité.

Malgré toutes ces conditions, et bien qu'elle s'adressât à des officiers supérieurs, elle fut rudement et même brutalement repoussée dans ses deux premières tentatives, et revint en disant qu'il n'y avait rien à faire. C'était une femme intrépide qui ne se lassait pas facilement ; elle allait renouveler ses efforts quand elle aperçut un officier d'un extérieur plus avenant, et qu'à son uniforme et à ses nombreuses décorations elle reconnut pour un personnage important. Elle alla donc à lui et lui présenta sa requête, d'être autorisée à explorer la ville pour s'assurer s'il ne restait pas de blessés qui eussent besoin de secours. Cette fois elle réussit. L'officier lui accorda ce qu'elle demandait, avec la plus grande courtoisie, et donna même des ordres pour qu'on lui vînt en aide si c'était nécessaire.

La persévérance de la sœur fut récompensée. Elle ne trouva pas moins de vingt Français blessés qui avaient été abandonnés dans Beaumont. Les soins qu'on leur donna vinrent d'autant plus à propos que, vu le grand nombre de blessés, ils avaient été presque complétement négligés. Parmi eux se trouvait un monsieur, d'une famille noble, ambulancier lui-même, qui faisait partie de l'Internationale. Il avait reçu une balle et avait été grièvement blessé au bras au moment où il ramassait des blessés sur l'un des champs de bataille voisins.

— Vous aviez donc oublié de vous munir du drapeau de Genève? demanda la sœur quand le pansement fut terminé.

— Nullement, le drapeau flottait sur la voiture d'ambulance à côté de moi, quand je m'arrêtai pour ramasser les blessés. Les Prussiens sont une nation sans la moindre pitié. Je n'ai jamais vu de guerre conduite avec autant de barbarie. La conduite cruelle de beaucoup d'officiers dépasse tout ce que l'on pourrait supposer.

M. Durier causa lui-même avec cet ambulancier, et apprit de lui que très-probablement d'autres blessés avaient été de même abandonnés dans les environs. Jusque-là madame de Gröben et Albertine n'avaient encore rien fait par elles-mêmes : elles s'étaient contentées de voir opérer les sœurs et les chirurgiens. Tout le monde était satisfait d'avoir trouvé l'occasion de venir au secours de tant de malheureux. Les Prussiens n'y mettant plus d'obstacle, l'ambulance établit son quartier général à Beaumont, et commença à explorer les environs.

XXXV

CONSENTEMENT DE GROBEN

Peu de temps après son installation à Beaumont, madame de Groben reçut une lettre de son mari. Cette lettre était arrivée le lendemain du départ de Paris et lui avait été renvoyée. Deux dates différentes indiquaient qu'elle avait dû être écrite en deux fois.

Dans la première partie, Groben annonçait les visites dont nous avons parlé et qui devaient mettre sa femme au courant de l'état réel de Paris. Il la priait de bien réfléchir et de se laisser diriger par la prudence et aussi, l'espérait-il, par son affection pour lui. Il faisait encore allusion à ses craintes, à ses désirs, à ses sentiments particuliers. Il parlait avec plus d'affection que jamais de Mirville et de sa fille à laquelle il pensait sans cesse. Cette première partie paraissait avoir été destinée à précéder les visites. Un hasard quelconque avait dû empêcher qu'elle ne fût mise à temps à la poste, ou, comme le hasard jouait rarement un rôle dans la vie de Groben, il avait probablement changé d'avis, ou peut-être encore désirait-il qu'on le supposât.

Dans la seconde partie de sa lettre, il accusait réception de la lettre de sa femme, et répondait à ce qu'elle lui disait de leur projet d'ambulance. Il désapprouvait complétement ce projet. Elles n'étaient pas assez fortes, et ce genre d'occupation n'était pas convenable pour une jeune fille comme Albertine.

Puis il revenait à la question du siége; il parlait de canons Krupp qu'il avait vu expédier sur Paris, et il avait frémi en pensant à sa femme et à son enfant.

Il terminait enfin sur un ton de commandement qui ne lui était pas ordinaire : quelles que fussent leurs objections, il leur ordonnait presque de venir le rejoindre.

En lisant ce dernier passage, devant ce langage impérieux si différent de celui auquel son mari l'avait habituée, madame de Groben éprouva un certain malaise. Mais il était trop tard; pour le moment du moins, elle ne pouvait revenir sur sa décision.

Elle lui répondit qu'elles étaient à Beaumont et faisaient leur apprentissage d'infirmières. S'il l'exigeait absolument, elle quitterait tout et irait près de lui, mais elle ne pouvait obliger Albertine à abandonner des fonctions qui la consolaient et dont l'accomplissement était, jusqu'à un certain point, devenu un devoir pour toutes les Françaises, dans l'état de leur malheureuse patrie. Albertine, qui n'était pas au courant de ce que contenait la lettre de sa mère, ajouta quelques mots, dans lesquels elle exprimait tout le soulagement qu'elle éprouvait à faire la seule chose qui pût adoucir les souffrances de son cœur.

En recevant ces lettres et en voyant d'où elles étaient datées, Groben se résigna. Mais dans le secret de son cœur il souffrait amèrement de ce qu'il appelait leur abandon. A son avis, il avait été toute sa vie très-dévoué à sa famille, et c'était ainsi qu'il en était récompensé ! L'isolement était pour lui une cause de souffrances toujours plus vives. Les repas silencieux, les soirées solitaires lui devenaient chaque jour plus pénibles. Il avait toujours redouté l'instant où Albertine le quitterait pour se marier ; il se demandait comment il pourrait supporter de ne plus l'avoir auprès de lui ; ce projet d'ambulance, si rapidement mis à exécution, le menaçait d'un nouveau malheur. Si Mirville venait à mourir, avec les habitudes nouvelles qu'elle allait prendre, qui sait si de l'ambulance Albertine ne passerait pas au noviciat des sœurs de charité ?

C'était pour le malheureux Groben une pensée horrible à tous les points de vue. Non-seulement il perdrait sa fille, mais quelle perspective pour lui qui haïssait toutes les religions et tout particulièrement la religion catholique, avec la haine profonde d'un libre penseur ! Les sœurs de charité ne lui étaient guère moins odieuses que les malheureuses femmes qui gémissent derrière la grille d'un cloître.

En songeant à la belle et brillante Albertine sous une robe de serge et coiffée de ce hideux bonnet blanc, Groben se frappait la tête de rage, comme si cet affreux malheur était sur le point d'arriver. Plutôt que de le permettre, il abandonnerait sa carrière ; il renoncerait à toutes ses entreprises, l'orgueil et la joie de sa vie, plutôt que de voir son enfant s'éloigner ainsi de lui.

Mais à quoi servirait un tel sacrifice ? Sa fille ne le regarderait-elle pas toujours avec mépris comme un infâme espion ? Pourrait-il jamais reconquérir son estime ? L'affection survivrait-elle à l'estime ?

Groben s'absorba tellement dans ces réflexions, qu'à la fin, son esprit fatigué devint incapable de suivre le fil de ses pensées ; quand il s'en aperçut, et crut reconnaître un abaissement de ses facultés intellectuelles, ce fut pour lui une douleur plus cruelle que toutes celles qu'il avait jusqu'alors éprouvées. Abandonner sa carrière lui parut un acte de folie. Que lui resterait-il si sa fille qui tenait de lui montrait une obstination à laquelle on devait s'attendre ? La dignité paternelle lui défendait d'ailleurs toute concession à de puérils préjugés.

Le résultat fut qu'il ne se décida à rien en ce qui regardait l'avenir, et que pour le moment présent il résolut de s'étourdir à force de travail. Il se rejeta dans les affaires avec une sorte de rage. *Elles* étaient hors de Paris. Paris se rendrait aux Prussiens ou serait détruit. Une fois la capitale prise, toute la France s'humilierait devant les conquérants. Elle serait imposée et démembrée. Tout ce que lui et ses agents pourraient faire pour la ruine du pays, ils le feraient. Il ressentait une joie immense que personne du moins ne pouvait lui ravir, et qui trouvait sans cesse de nouveaux aliments dans l'orgueil du succès et l'exaltation de son patriotisme.

Pour arriver à un tel but, qu'importent les moyens ? Ce n'était pas en vain qu'il avait été placé à la tête du bureau des renseignements politiques. Paris, la France entière, l'apprendraient à leurs dépens. Il avait son honneur à soutenir, la confiance de son pays à justifier, et il y arriverait. Il se ferait dix fois plus actif si cela était nécessaire ; tous ses efforts se concentreraient sur Paris, car, dans cette seconde phase de la guerre qui avait commencé à Sedan, Paris représentait toute la France.

Groben se remit donc à l'ouvrage, et avec une rare habileté distribua dans Paris sa légion d'espions. Il n'y eut plus de repos pour lui jusqu'à ce que l'organisation fût complète. Dans tous les services, dans toutes les classes, dans tous les rangs de la société, parmi les travailleurs comme parmi les oisifs, il y eut des adhérents dévoués à la cause de la Prusse. Jusqu'alors il s'était abstenu d'entrer en communication directe avec les filles publiques et les farouches adeptes des bas-fonds de la démocratie. Dès lors, tout scrupule fut mis de côté, et reconnaissant que ce serait sans doute dans ces deux classes infimes qu'il trouverait ses plus précieux auxiliaires, il se mit en rapport direct avec les chefs.

Ce ne fut pas toutefois sans une lutte pénible et violente que Groben se jeta dans ces honteuses manœuvres ; ce qu'il y avait encore en lui de sentiments nobles et purs protesta énergiquement. Il eut des heures bien sombres, pendant lesquelles l'épreuve semblait devoir être au-dessus de ses forces. Chaque jour il devenait plus pâle et plus maigre. Sur ses lèvres on ne voyait jamais plus un sourire. Sa figure, ordinairement sérieuse, prenait une expression toujours plus froide et plus insensible.

XXXVI

AMBULANCES — PREMIÈRES ÉPREUVES

Quand le nombre des blessés devint plus considérable, Albertine fut appelée à son tour à faire ses premières armes. L'impression qu'elle éprouva tout d'abord fut une vive horreur, puis une immense compassion.

Il y avait d'affreuses blessures ; c'étaient des figures à moitié enlevées, des mains qui n'avaient plus de doigts, des membres qui ne tenaient plus que par les tendons, d'énormes entailles, de larges plaies au milieu des chairs. Dans certains cas, la forme et l'aspect particulier des blessures semblaient prouver que l'ennemi avait fait usage de projectiles explosibles, —infraction infâme à la convention de Genève, qui avait dénoncé et proscrit l'usage des balles explosibles, comme moyen trop barbare en ce siècle si vanté de la civilisation.

En face de ces hideux tableaux, Albertine pensait à Ernest, puis à son père, — à la victime et au bourreau, — et frissonnait à cette pensée.

Des souffrances de tout genre se rencontraient : le plus ordinairement elles étaient supportées avec courage; quelques blessés, dans le délire de la fièvre, et croyant être encore sur le champ de bataille, s'écriaient : *Vive la France!* D'autres parlaient de leur village, de leur vieille mère, de leur fiancée. L'un d'eux avait eu la jambe droite amputée. Albertine, le cœur brisé, était assise auprès de son lit et pensait *à un autre blessé*, qui, lui aussi, avait peut-être passé par les mêmes douleurs et les mêmes épreuves. C'était un homme brave et dur, qui n'avait peur ni de la douleur ni de la mort : il craignait seulement d'être trop longtemps à guérir et de ne plus être en état de se battre contre les ennemis de la France. Elle lui murmurait tout bas des paroles de consolation. — Pauvre enfant ! c'était son premier essai, et quel pénible essai, — puisque c'était la ressemblance des malheurs qui l'avait attirée près de ce lit ! Cet homme avait la foi ; sa mère lui avait appris à prier, et le curé lui avait plus tard ajouté quelques leçons qu'il n'avait jamais oubliées : Jamais, dit-il, il n'allait au combat sans dire tout bas un *Ave Maria* : s'il était condamné à mourir, que la volonté de Dieu fût faite ! Cet homme était un Breton. D'autres supportaient leurs souffrances avec impatience et se plaignaient beaucoup ; c'était l'exception. Un seul blasphémait ; le plus grand nombre montrait une grande résignation ou tout au moins beaucoup de patience.

Dès que leur première répugnance eut disparu, Albertine et sa mère se mirent à l'ouvrage ; elles apprirent à préparer des bandages, à faire des coussins pour soutenir les membres, à porter aux blessés des boissons rafraîchissantes. Il n'y a pas besoin de longues études pour savoir comment on soulage par une parole bienveillante, par un mot d'encouragement, par une lettre écrite à propos ou par une lecture faite à haute voix : tout cela se trouve dans l'inspiration du cœur.

Peu à peu Albertine apprit à appliquer des bandages et à panser elle-même des plaies peu graves; on lui évitait d'ailleurs tout ce qui eût été pour elle pénible ou repoussant.

La première fois qu'elle vit un mort, elle éprouva une violente émotion. C'était un pauvre soldat qui avait supporté son sort avec résignation et dans des sentiments tout chrétiens; mais pendant longtemps elle fut poursuivie par le souvenir de son agonie et comme obsédée par la vue de sa figure pâle et inanimée.

En dépit de bien des services pénibles et des émotions qu'elles en ressentaient, madame de Groben et Albertine recueillirent forcément cette immense consolation que l'on éprouve à faire le bien. Madame de Groben en était arrivée à croire que son mari même aurait volontiers accepté leur séparation, s'il avait pu visiter un moment le triste théâtre sur lequel elles remplissaient leur mission charitable. Sous l'influence de cette pensée, elle lui écrivit et lui raconta leur vie. Albertine, de son côté, espérait que des gardes-malade, dévouées comme elle, donnaient des soins à Ernest avec le zèle qu'elle mettait elle-même à soulager des étrangers. Hélas! ni directement, ni indirectement, il ne leur était arrivé la moindre nouvelle de lui.

Cinq ou six jours après que l'ambulance eut été établie à Beaumont, il fut décidé que l'on enverrait quelques infirmiers et infirmières un peu plus loin, et l'on demanda des volontaires pour aller jusqu'à Bouillon, en Belgique. Consultant sa mère du regard, mais sans même attendre sa réponse, Albertine s'offrit tout de suite. Ernest devait y être ou il y avait séjourné.

Madame de Groben n'eut pas le courage de refuser. Albertine fut acceptée. Grand Dieu! allait-elle donc le revoir? Et dans quel état?

XXXVII

ATROCITÉS DES PRUSSIENS A SEDAN ET A BAZEILLES

Au grand désespoir d'Albertine, les chirurgiens proposèrent de s'arrêter d'abord à Sedan. Cette ville était encore occupée par les Prussiens; il fut impossible de rien faire pour les blessés français qui pouvaient y avoir été abandonnés. Bien loin d'être adoucis par leurs succès prodigieux, les vainqueurs montraient la plus violente irritation pour les pertes considérables au prix desquelles ils avaient acheté la victoire. Le degré de misère morale et matérielle auquel on était réduit dans la ville et aux environs était effroyable. La pauvre Albertine et sa mère étaient comme anéanties en présence de ces malheurs, qui se trouvaient au-dessus de tout ce qu'on aurait pu concevoir; il n'y avait même pas à essayer de les soulager.

Ayant appris que beaucoup de soldats français prisonniers se trouvaient encore dans les faubourgs de Sedan, attendant leur tour pour être envoyés en Allemagne, M. Durier voulut les visiter. Madame de Groben et Albertine demandèrent à l'accompagner.

Le spectacle le plus digne de pitié se présenta à

leurs yeux. A peu près 10 000 hommes étaient parqués dans un champ découvert, sans tentes ni abri d'aucune sorte contre la pluie qui tombait à torrents ; leurs habits étaient trempés ; beaucoup d'entre eux étaient couchés par terre avec la fièvre et des douleurs de rhumatisme. Pas le moindre secours ne leur était accordé ; les chirurgiens français avaient été forcés d'aller soigner les blessés prussiens dans les différentes localités du voisinage.

Un Français, qui se nommait, à ce qu'il dit, Lambert, était déjà sur les lieux. M. Durier entra en conversation avec lui, et lui demanda si l'on pouvait approcher des prisonniers.

— Que pouvons-nous faire pour eux? demanda M. Durier.

— Vous pouvez leur donner des cigares et de la nourriture, si vous en avez sur vous, répondit l'étranger; je pourrai les leur faire passer. L'argent leur est inutile. Les officiers eux-mêmes n'ont la permission de rien acheter.

— Pourquoi cela? demanda M. Durier. On m'a dit que dans Sedan il y a de tout en abondance, pour ceux qui peuvent payer, et que les soldats prussiens reçoivent tous les jours deux rations de viande.

— Cela est parfaitement exact, répliqua M. Lambert, pour ce qui est des Prussiens. Ils ont levé sur tout le pays de lourdes contributions, et ils vivent dans la plus grande abondance pendant que nos soldats et les habitants sont positivement réduits à mourir de faim. Ils n'osent pas fusiller tous nos hommes, par peur de l'opinion publique en Europe : ils essayent d'arriver au même résultat en laissant tous ces malheureux manquer de tout et exposés à toutes les intempéries.

— Un calcul vraiment prussien ! s'écria M. Durier avec indignation.

— Mais les 80 000 hommes n'étaient pas enfermés ici, dans ce petit espace? demanda madame de Groben.

— Si, vraiment, ils y étaient ; ils n'avaient pas même de place pour s'asseoir.

— Quelle honte ! s'écrièrent plusieurs personnes.

— Ceux-ci sont les plus malheureux, parce qu'ils seront restés ici le plus longtemps, continua M. Lambert. On a emmené les prisonniers en Allemagne par convois de 10 000 ou 20 000 hommes, suivant les moyens de transport qu'on avait à sa disposition.

— Des procédés aussi barbares font frémir n'importe envers qui ; mais n'est-il pas tout à fait inusité de soumettre des officiers à un semblable traitement? demanda madame de Groben.

— Sans doute, répliqua M. Lambert; mais ces braves officiers sont tout spécialement en butte à la haine de la Prusse parce qu'ils ont refusé de signer la capitulation.

— C'est triste d'en être là ! dit, en soupirant, madame de Groben ; mais je voudrais les voir partir pour l'Allemagne plutôt que de les voir rester ici dans une situation aussi cruelle et aussi nuisible à leur santé.

— Moi aussi, j'assisterais avec plaisir à leur départ, dit M. Durier.

— Je vous réponds bien que non, reprit M. Lambert d'un air sombre. Hier, j'ai vu partir un détachement, et j'espère ne plus jamais assister à pareil spectacle. Les Prussiens ont d'abord formé leurs prisonniers en escouades, comme pour la parade, puis ils les ont fait marcher au pas accéléré, au son de leurs airs nationaux. Il y avait trois lieues à parcourir, et, comme vous le voyez, nos hommes sont très-faibles, en sorte que de temps en temps les Prussiens avaient à les faire avancer, et je vous promets que ce n'était pas par la douceur. J'ai vu de mes propres yeux comment ils s'y prenaient; les officiers aussi bien que les soldats.

— C'est vraiment trop horrible ! s'écria Albertine, qui avait suivi toute cette conversation la mort dans l'âme.

— J'ai essayé, dit M. Lambert, de faire quelques observations aux officiers qui commandaient ; mais on n'a pas tenu le moindre compte de mon intervention, et quelques-uns même m'ont brutalement repoussé.

— Et ces gens-là se disent civilisés ! s'écria M. Durier exaspéré ; ils ont même la prétention d'être raffinés dans leurs mœurs !

Quand la petite troupe rentra au quartier général de l'ambulance, il fut décidé d'un commun accord que, puisqu'il n'y avait rien à faire à Sedan, on pousserait plus loin. Une nuit de repos était nécessaire. M. Durier proposa donc de consacrer cette après-midi à explorer Bazeilles. On lui avait fait un récit lamentable des souffrances qu'avait eues à endurer cette petite localité.

Deux religieuses, avec Albertine sous leur protection, et M. Durier comme guide, partirent donc à pied pour Bazeilles. La distance n'était que de deux lieues, mais madame de Groben était trop fatiguée pour être de l'expédition.

Avertis par ce qu'ils avaient vu le matin, ils eurent soin d'emporter avec eux tout ce qu'ils purent en fait de nourriture et de vêtements. Et ce fut, en effet, une heureuse précaution. Bazeilles était dans le plus misérable état. Les quelques habitants qui avaient échappé racontaient les histoires les plus épouvantables : là, le système prussien s'était montré dans toute son horreur.

Des patriotes de Bazeilles avaient eu l'audace de défendre leur territoire : comme ils faisaient tous partie d'une garde nationale régulière, le code militaire le plus rigoureux ne pouvait leur défendre de se battre, ni les condamnerpour l'avoir fait. Mais la Prusse a des lois à elle, ou plutôt elle n'en reconnatt aucune en dehors de la ruse et de la loi du plus fort.

Les hommes de Bazeilles s'étaient donc réunis à l'armée française régulière et avaient essayé de se maintenir dans les positions qui entourent Sedan, dont Bazeilles n'est qu'un faubourg. Beaucoup d'entre eux avaient été tués pendant la bataille; bien peu échappèrent, en dehors des femmes et des enfants. Quand les Prussiens entrèrent dans leur village, les quelques hommes qui survivaient se réfugièrent dans les caves, espérant ainsi échapper à la fureur du triomphe. Mais les vainqueurs, sans pitié, mirent le feu aux maisons, et quand les malheureuses victimes essayaient de se sauver à travers les flammes, les soldats, du bout de leurs sabres ou avec leurs baïonnettes, les repoussaient au milieu de l'incendie. Ceux qui, malgré tout, arrivèrent à se sauver du feu, furent fusillés sans pitié.

Ainsi périt toute une population d'hommes, de femmes et d'enfants. Sur 2000 habitants il en restait à peine 180 pour raconter le désastre.

Pas une maison de Bazeilles n'était restée debout.

Albertine suivait les sœurs au milieu des ruines, à travers des masses de cadavres calcinés et non encore enterrés, qui remplissaient l'air des plus affreuses émanations.

Quelques malheureux erraient de côté et d'autre, cherchant un abri au milieu des ruines et des décombres, entièrement privés de tout moyen de subsistance.

Les ambulanciers leur distribuèrent les secours qu'ils avaient apportés et s'en retournèrent à Sedan le cœur navré.

Du reste, ces terribles scènes ne firent qu'augmenter chez Albertine le désir de se dévouer au soulagement de ses compatriotes; mais elles augmentèrent en même temps sa haine pour des ennemis sans pitié et son ressentiment à l'égard de son père.

XXXVIII

AMOUR ÉTERNEL

Le jour suivant, l'ambulance se dirigea sur Bouillon. Aussitôt leur arrivée, sur la demande de madame de

Groben, une sœur se mit en quête de renseignements.

La réponse fut favorable. Le capitaine de Mirville était dans la ville, à l'ambulance de la rue Saint-Lazare, n° 15. Il avait été grièvement blessé : on n'espérait pas le sauver; il était mourant, il était peut-être déjà mort.

La sœur donna tous ces renseignements d'une voix douce et calme, sans la moindre émotion : ceci dit, sa commission était faite, et elle ne voyait pas plus loin. Pour elle le capitaine Mirville n'était qu'un blessé au milieu de tant d'autres, et elle ne comprenait pas l'intérêt particulier qu'on pouvait prendre à sa vie.

Pauvre Albertine! sa souffrance fut bien amère : ce fut comme un coup de poignard qui lui traversait le cœur. Le ton d'indifférence avec lequel lui fut communiquée cette horrible nouvelle ajoutait encore à sa douleur.

Mais il ne s'agissait pas de perdre le temps en réflexions.

— Mère, allons vite, dit-elle en se levant brusquement.

Elles coururent à travers les rues étroites de Bouillon, se trompèrent plusieurs fois en route et arrivèrent enfin au n° 15 de la rue Saint-Lazare.

— Il y a plusieurs salles au premier étage, la porte à droite, répondit le portier à la demande de madame de Groben. Plusieurs officiers français doivent se trouver dans la première ou dans la seconde pièce.

Que tous ces renseignements étaient froids!

Albertine monta l'escalier en courant et arriva tout essoufflée sur le palier, où elle attendit sa mère.

Elles pénétrèrent dans la première salle et parcoururent des yeux les deux rangées de lits. Il n'était pas là. Madame de Groben s'adressa alors à une dame et à un monsieur qui paraissaient diriger cette salle. Albertine ne pouvait prononcer un mot ni attendre plus longtemps. Elle courut plus loin.

Hélas! il y était, mais pâle, sans mouvement... il venait de mourir.

Malheureuse enfant! dix minutes plus tôt, ce corps inanimé avait encore de la vie et du sentiment. Elle aurait pu entendre une parole d'adieu, recevoir un regard d'amour! mais cela même lui avait été refusé. Un triste et lugubre linceul, une pâle figure déjà refroidie, c'était tout!

Elle fut violemment tentée de se jeter à genoux et d'embrasser ce front décoloré, mais la présence de personnes étrangères, le respect de la mort et sa modestie de jeune fille l'arrêtèrent.

Ses yeux semblaient ne plus avoir de larmes. Elle était debout devant ce lit, les mains jointes, dans une horrible angoisse, et regardait de ce regard fixe qui ne voit rien.

Sa mère la soutenait dans ses bras et essayait d'adoucir cette peine qu'elle savait bien elle-même ne pouvoir être adoucie en ce moment. Dans le cœur humain deux sentiments peuvent seuls s'élever à la même hauteur, le désespoir et l'amour.

Madame de Groben se mit à genoux et pria. Albertine suivit machinalement son exemple, et, peu à peu, à mesure que des paroles de paix sortirent de ses lèvres, elle se trouva moins seule, moins complétement abandonnée.

Cette heure où sur la place de la Madeleine ils se séparèrent lui revint à la mémoire. Quand il était devant elle dans toute sa fierté de jeune homme, n'avait-elle pas fait vœu de l'aimer jusqu'à la mort et même au delà? Et maintenant son cœur redisait ce vœu et la destinée venait d'y appliquer son sceau fatal. Elle tiendrait sa parole : toute la vie elle lui serait fidèle.

Elle se hasarda à baiser le crucifix que sa pauvre main, son unique main supportait, et alors elle découvrit, attaché à son poignet, le médaillon qui contenait son portrait à elle-même. Jusqu'à la dernière heure il n'avait cessé de penser à elle.

Enfin elles durent s'en aller : le quitter encore... Une dernière fois elle le regarda... elles jetèrent de l'eau bénite sur le corps et se retirèrent.

Puisse-t-il reposer en paix, cet être si cher!

Pauvre Albertine! en entrant dans cette chambre, elle se refusait encore à croire ce que tout devait lui faire pressentir : et maintenant toutes ses espérances avaient disparu, le rêve de sa jeunesse était évanoui.

Les offices religieux furent célébrés. Quelques camarades, Albertine et sa mère y assistèrent. Elles allèrent jusqu'au cimetière, virent déposer le cercueil dans la fosse, et la bêche le recouvrir de terre.

Un léger monticule fut élevé, et une croix de bois fixée dans le sol, sur laquelle était marqué le lieu où il tomba et comment il mourut. La mère et la fille restèrent encore un moment pour planter quelques fleurs sur la tombe et de jeunes arbustes tout alentour.

Fleurissez, jeunes plantes, égayez l'œil par vos brillantes couleurs, embaumez l'air de vos parfums. Quand les pas des vivants auront cessé de se faire entendre, quand les voix seront devenues muettes, vous parlerez encore de l'amour qui ne s'éteint jamais.

XXXIX

ÉTUDE PSYCHOLOGIQUE

Pendant que ces événements se passaient, Groben poursuivait le cours de ses intrigues et méditait sans cesse de nouvelles entreprises pour arriver plus vite à son but. Son activité incessante avait fini par devenir de la fièvre, mais ce travail ne lui apportait plus les mêmes jouissances qu'autrefois. Il s'y livrait par sentiment du devoir, par un effort désespéré pour arriver à ses fins, et plus souvent encore pour échapper à de pénibles préoccupations. Ce n'était plus l'homme calme d'autrefois : il était en proie à une inquiétude continuelle qui ne lui laissait plus de repos. Il était comme un individu qui court sans s'arrêter vers un terme qu'il ne peut jamais atteindre.

Le sentiment de la solitude l'oppressait et d'amères pensées le torturaient. Il fuyait tous ceux qui recherchaient sa société : peu à peu le sommeil l'abandonna; des rêvasseries étranges, de tristes souvenirs, de sombres fantômes, vinrent troubler le repos de ses nuits.

Le sort de Schneider l'avait profondément affecté. Ces coups de fusil, dont le contre-coup, disait-il, avait retenti dans son cœur, lui revenaient maintenant à la mémoire. Il croyait entendre de nouveau ce même bruit sec et répété de plusieurs décharges qui auraient lieu en même temps; puis, tout à coup, une violente douleur lui traversait la poitrine, et sortant d'une torpeur qui n'était pas le sommeil, il se redressait terrifié, s'imaginant voir devant lui son ami tout sanglant, qui implorait son secours.

Dans d'autres instants il parcourait des champs de bataille : il en avait visité un, et cette vue avait laissé dans son esprit une impression ineffaçable; les autres, il ne les connaissait que par les récits qu'il avait lus et étudiés, mais les plus minutieux détails lui revenaient dans toute leur horreur. Il croyait voir les ombres des soldats tués ou blessés, et s'imaginait être lui-même à la recherche des corps de ses deux neveux; et, pendant qu'il tournait en tous sens un cadavre enseveli sous des monceaux d'autres cadavres, il lui semblait voir tout à coup Albertine se dresser devant lui.

Tantôt la scène qui s'était passée dans son cabinet à Paris, quand sa fille lui reprocha d'être un espion, et le conjura d'avouer qu'elle n'était pas sa fille, se reproduisait en partie, mais en termes plus durs et encore plus amers.

A d'autres moments la blanche figure d'Albertine lui apparaissait au milieu d'un champ ensanglanté, dans le demi-jour d'un pâle clair de lune, et, lui montrant du doigt les cadavres qui les entouraient, elle le dénonçait au monde comme le destructeur de son pays, le meurtrier de son fiancé, et appelait sur lui la vengeance du ciel.

Après des nuits ainsi passées, Groben se levait épuisé de fatigue et dans la plus grande prostration d'esprit. Pendant le jour, grâce à sa volonté de fer, il pouvait écarter tous ces rêves d'une imagination en désordre; mais, à mesure que l'ombre de la nuit approchait, il devenait peu à peu impuissant pour résister à ce délire, et une terreur indicible s'emparait de toute sa personne.

Sa santé finit par s'altérer; il écrivit de moins en moins à sa femme et à sa fille : il finit même par ne plus écrire que très-rarement à cette dernière; il ne lui envoyait que quelques lignes. A sa femme il rendait compte, d'une manière vague, de faits insignifiants, d'une promenade qu'il avait faite, d'une nouvelle connaissance qu'il avait rencontrée. Il ne leur parlait plus du tout de venir les retrouver, ni de son retour possible auprès d'elles. Quant à la guerre et à tout ce qui pouvait s'y rapporter, il n'en faisait mention que dans les termes les plus laconiques.

De ses souffrances morales et physiques, Groben avait résolu de n'en rien dire. Il était retenu en partie par son amour blessé, en partie par l'orgueil et aussi par cet étrange désir de vengeance, tout à la fois puéril et sauvage, qui nous fait jouir à l'avance de la douleur qu'éprouveront nos ennemis quand ils découvriront trop tard qu'ils se sont eux-mêmes préparé une ruine irréparable.

Cependant, quand il apprit la mort de Mirville, Groben prit sur lui d'écrire à Albertine une lettre de condoléance.

Ce fut pour lui une joie très-vive d'apprendre que le siége de Paris était commencé. Sa figure, qui ne changeait plus guère d'impression, fut illuminée à cette nouvelle par un sourire diabolique. Le jour même et le lendemain, il écrivit avec ardeur. Tout marchait suivant ses désirs. Il avait organisé un système parfait d'espionnage, et il riait en lui-même en songeant que Paris était complétement cerné avec les agents prussiens tranquillement enfermés dans nos murs.

— Ah! ah! se disait-il, les hommes de loi ne manquent pas dans le gouvernement, mais nous serons plus fins qu'eux. Ils ont renvoyé beaucoup de nos gens, mais il leur en reste encore plus, des hommes, — des femmes,— qui exécuteront mes ordres avec zèle. Nous les payons cher, mais ils gagnent bien leur argent. Il n'y a pas de secrets pour moi : et je connais les affaires et les connaîtrai mieux que les Trochu et les Jules Favre. Les émeutes, la Commune, leur vieil empereur, seront pour nous. Nous avons les atouts dans notre jeu.

A cette époque, Groben reçut la visite de son vieil ami Fernbach, et ils passèrent ensemble quelques heures agréables. Fernbach s'était fixé pour le moment à Francfort, mais il aspirait à revenir à Paris.

Groben lui assura que cela ne tarderait pas.

XL

MALADIE ET VOYAGE

Madame de Groben et Albertine apprirent avec effroi que le siége et l'investissement de Paris étaient commencés. Elles n'y avaient pas cru, et ce fut pour elles un nouveau chagrin. Le 18 septembre, les portes étaient bien fermées.

Vers la fin du mois l'investissement fut complet. Paris était prêt à défendre ses murs, mais ne pouvait protéger ses ouvrages avancés. Les remparts avaient été réparés et garnis de canons; les fossés étaient remplis d'eau, tous les forts étaient armés. La plupart des maisons comprises dans la zone militaire et même au delà avaient été abattues. Les environs de Paris étaient à moitié dépouillés de ce qui en faisait la beauté. Le bois de Boulogne, compris dans le plan de défense, avait été rasé sans hésiter, et était partout hérissé de chevaux de frise et de palissades. Un rempart de terre s'étendait de la Porte-Maillot au Point-du-Jour, et en dedans des fortifications une forte barricade de pierres protégeait la grande avenue qui conduisait aux Champs-Élysées.

Paris, la ville du luxe et du plaisir, avait renoncé avec une froide résolution à tout ce qui faisait sa beauté et ses charmes; il avait la fièvre, il voulait se défendre.

Mais, en septembre, comme beaucoup plus tard, les apparences de guerre s'arrêtèrent aux barrières.

Dans l'intérieur tout se passait comme en temps ordinaire. A voir l'aspect de Paris, on n'aurait jamais cru que la ville fût assiégée. Les boutiques étaient ouvertes, et dans les rues on rencontrait une foule de gens qui allaient à leurs affaires et paraissaient même aussi gais que dans les jours de paix.

Le seul fait nouveau était de voir passer sans cesse des mobiles et des gardes nationaux, qui, sur chaque place et depuis le matin jusqu'au soir, s'exerçaient au son du tambour..

Les armées régulières avaient été détruites ou étaient prisonnières. Une nouvelle armée s'organisait. Et les choses marchaient avec un zèle et une ardeur dignes d'éloges.

Au début, les communications ne furent pas assez complétement coupées pour que l'on ne reçût pas en province quelques nouvelles de la capitale. Ainsi madame de Groben et Albertine purent apprendre de quelle manière la grande ville se préparait à recevoir l'ennemi. Au milieu de leurs peines, ces nouvelles furent une grande consolation.

Dès que le premier moment de désespoir fut passé et eut fait place à une douleur plus calme, Albertine demanda à sa mère de retourner à l'ambulance. Ernest l'avait quittée pour toujours. Désormais et à jamais elle vivrait avec son souvenir. Comme la foi enseigne qu'on peut le faire, elle voulait expier par ses souffrances les fautes qu'il avait pu commettre.

Il lui semblait que cet amour était devenu encore

plus profond : la mort ne peut rien sur l'union des âmes qui défie les séparations matérielles. En ce moment, la patrie ensanglantée lui tendait les bras, et c'était sur elle qu'Albertine voulait épancher cette tendresse dont elle n'avait pu entourer son fiancé. L'amour devenu dévouement allait relier le passé à l'avenir. C'était ainsi qu'elle espérait combler sur cette terre le vide de son cœur.

Madame de Groben, tout en partageant les sentiments d'Albertine, avait aussi ses douleurs et ses souffrances personnelles. Elle avait reçu dernièrement des nouvelles de plusieurs parents. Son neveu, un jeune lieutenant, le fils d'une sœur chérie, avait été tué à Carignan ; son cousin, heureusement non blessé, avait été fait prisonnier et envoyé en Allemagne.

— Hélas ! quelle horrible guerre ! s'écria-t-elle ; nous perdrons tous ceux qui nous sont chers !

Un moment on avait eu le projet de renvoyer l'ambulance dans Paris, mais les portes avaient été fermées plus tôt qu'on ne s'y était attendu. Ordinairement une ambulance pouvait traverser les lignes ennemies ; mais la Prusse en toute occasion oubliait à un tel point les règles de l'honneur et de l'humanité que rien n'était sacré à ses yeux, que rien n'était à l'abri de ses caprices brutaux. Il fut donc décidé que l'on attendrait la suite des événements.

La mère et la fille se sentaient attirées vers Paris. Il leur semblait que dans la lutte nationale qui s'engageait, la partie la plus importante se passerait probablement sous ses murs. Albertine aspirait à prendre sa part des dangers et des privations du siége ; elle aurait voulu soigner surtout ceux de ses compatriotes qui seraient blessés dans la défense de la capitale.

D'un autre côté, madame de Groben commençait à s'inquiéter beaucoup de son mari. Elle avait trouvé que dans ces derniers temps ses lettres étaient très-singulières ; elles étaient peu à peu devenues plus courtes, et chaque fois elles paraissaient plus froides et plus embarrassées. Il leur adressait quelques rares questions sur ce qu'elles faisaient, mais il ne donnait plus aucun détail sur sa vie journalière ; de la guerre il en parlait à peine et seulement en termes vagues. Après l'explosion de sympathie que la mort de Mirville avait provoquée, il cessa tout à fait d'écrire.

Marie Fernbach avait envoyé à Albertine une lettre de condoléance au sujet de la mort de son fiancé. Incidemment elle mentionnait que son père était allé de Francfort à Bonn pour voir M. de Groben, qu'il avait trouvé très-affairé.

Albertine froissa la lettre entre ses doigts : c'était de la part de Marie une singulière impertinence de lui écrire, et elle ne répondit jamais.

Madame de Groben savait donc que son mari était très-occupé ; mais à quoi ? Elle ne cessait de lui écrire, mais ne recevait aucune réponse. Que voulait dire ce silence ? Au bout de quelques jours le mystère fut enfin éclairci.

Un médecin de Bonn, le docteur Stiebel, écrivit que Groben était tombé malade et avait été amené dans sa maison de santé. A la fin de la lettre il engageait madame de Groben à venir voir son mari. Il n'y avait, du reste, aucun détail et pas un mot de la main de Groben, ce qui surprit péniblement sa femme.

Toute hésitation devait être écartée. Elle donna la lettre à Albertine en lui disant :

— Veux-tu venir avec moi, ma chérie? Parle-moi franchement. Préférerais-tu rester ici, avec les sœurs?

— Je vous accompagnerai, maman, dit-elle en se levant et en allant embrasser sa mère.

Leurs préparatifs furent bientôt faits. Elles partirent pour Bonn. Elles traversèrent Bruxelles, Liége et Aix la-Chapelle. En entrant dans la Prusse rhénane, Albertine sentit sa douleur s'accroître. Ce n'était pas la Prusse proprement dite, mais c'était le territoire ennemi.

De toutes parts on retrouvait les traces de la guerre; sur toutes les lignes de chemins de fer on rencontrait des wagons remplis de munitions et d'approvisionnements. Elle frémit en voyant un long convoi de mitrailleuses. Étaient-ce des mitrailleuses françaises ou prussiennes? Elle n'en savait rien, mais c'étaient des engins de mort pour les Français ou des trophées conquis sur eux. Les uniformes prussiens se voyaient en grand nombre à toutes les stations ou dans les trains en mouvement. Partout c'était l'image de l'activité et de l'ardeur guerrière, et les pauvres femmes, déjà si accablées, sentaient leurs cœurs saigner.

Un spectacle plus triste encore les attendait à la gare de Cologne. Elles arrivèrent pour voir partir un long convoi qui emportait dans le fond de l'Allemagne des prisonniers et des blessés français. A la vue de ces uniformes, oubliant toute prudence, elles saluèrent d'un triste adieu ces fils vaincus de la France. Ces pauvres gens en partant pour leur captivité poussèrent eux-mêmes le cri de : *Vive la France!*

Et longtemps encore ce cri retentit sur toute la ligne.

XLI

NOUVELLES DOULEURS

Sans s'arrêter à Cologne, madame de Groben prit le train pour Bonn. Elle ne croyait pas son mari très-malade; cependant elle ne voulait pas perdre de temps. Une maladie, si légère qu'elle fût, était pour lui chose toute nouvelle, et, avec ses idées et ses habitudes, il était bien singulier qu'il se fût décidé à consulter un médecin, et surtout à aller vivre chez lui. M. Fernbach devait avoir été pour beaucoup dans ses décisions, pensait madame de Groben. Comme la plupart des individus très-vigoureux, Fernbach avait une peur excessive de la mort, et se croyait toujours en danger à la plus légère indisposition.

Depuis leur rencontre avec les prisonniers français, Albertine et sa mère avaient à peine ouvert la bouche; leurs cœurs étaient trop pleins : plus elles approchaient de Bonn, plus elles étaient agitées; mais pour chacune d'elles les causes d'inquiétude étaient bien différentes.

Madame de Groben se demandait comment elle allait trouver son mari, et devenant toujours plus anxieuse, elle en était arrivé à se convaincre qu'il devait être très-malade.

Albertine, à la pensée de revoir son père, se sentait à la fois contente et chagrine. Son ancienne affection pour lui s'était réveillée, mais en même temps il y avait entre eux des souvenirs qui la faisaient frissonner et entravaient tout son élan.

Elles s'arrêtèrent enfin à l'adresse indiquée, Langestrasse, n° 3, et demandèrent le docteur Stiebel. Il se trouvait dans la maison; elles furent introduites dans un salon d'attente.

Le docteur Stiebel vint les retrouver immédiatement. C'était un homme grand, de belle prestance, qui avait l'air intelligent, et dont la figure était animée par un sourire de bienveillance.

Aux questions de madame de Groben, il répondit que son mari n'était pas très-malade, mais que peut-être cependant elle le trouverait très-changé.

— Est-ce possible! s'écria-t-elle. Mon mari ne m'a jamais donné à entendre qu'il fût très-souffrant.

— Son état prouve cependant que depuis quelque temps déjà il n'était pas bien, répliqua le docteur Stiebel. Peut-être cette maladie est-elle la suite des événements, peut-être est-elle en partie héréditaire. Puis-je vous demander s'il y a eu dans sa famille des exemples de faiblesse nerveuse ou d'excitation cérébrale?

— Pas que je sache, répondit madame de Groben sans hésiter; puis, après avoir interrogé ses souvenirs: Je me rappelle cependant avoir entendu dire à mon mari qu'un de ses oncles était mort dans un accès d'aliénation mentale.

Le docteur Stiebel prit un air plus sérieux.

— Mais vous ne voulez pas dire... vous ne craignez pas qu'une aussi horrible maladie, qu'un dérangement d'esprit soit le cas de mon mari? s'écria madame de Groben bouleversée par l'idée qui se présentait à elle, et essayant de lire dans les yeux du docteur.

— Calmez-vous, chère madame, calmez-vous! Pour le moment il n'y a pas de folie; mais par instants il souffre d'une grande exaltation et a des hallucinations très-pénibles.

— Puis-je le voir en ce moment? demanda madame de Groben les larmes aux yeux.

— Pauvre cher père, le voir ainsi! s'écria Albertine très-agitée; et des sentiments de remords et d'affectueux souvenirs se pressaient en foule dans son cœur.

— Sans doute, vous le pouvez, répliqua le docteur Stiebel; il se leva pour sonner. Mais ne soyez pas surprises si, au premier abord, il ne vous reconnaissait pas.

— Ne pas me reconnaître! mon mari, ne pas me reconnaître! s'écria madame de Groben. Docteur, vous nous cachez quelque chose. Par pitié dites-le-moi! mon mari est-il fou?

— Non, non, madame! sur l'honneur, je vous assure que non, dit Stiebel; du moins cette maladie n'est pas pour nous de la folie.

— Mais qu'est-ce donc alors? dit madame de Groben tout agitée par un tremblement nerveux, dites-moi ce que c'est; ne me le faites pas voir encore.

— C'est un désordre du système nerveux, chère madame, un désordre semblable à celui que vous éprouvez vous-même en ce moment, mais à un plus haut degré; qui est le résultat d'une excitation continuelle, et a été peut-être aggravé par un travail excessif, car, même aujourd'hui, M. de Groben est très-laborieux.

Madame de Groben fit un geste de désespoir et s'écria :

— Carl! oh! Carl! — Albertine devint d'une pâleur mortelle.

— Pour le moment, ne vous alarmez pas trop, je vous en conjure, reprit le docteur. Il n'y a encore rien de désespéré. Il peut guérir; votre présence peut lui faire beaucoup de bien. C'est pourquoi j'ai cru devoir me permettre de vous engager à venir.

— Mon mari n'est donc pas averti que vous m'avez écrit? demanda madame de Groben.

— Je veux voir ce que produira sur lui une violente surprise. M. de Groben a une volonté très-énergique et une très-grande ténacité dans le caractère. Je crois que ses affections sont aussi profondément enracinées dans son cœur; vous pourrez le faire sortir de son abattement moral, calmer son excitation, et surtout obtenir de lui qu'il renonce à toute espèce de travail.

Sur ce point la pauvre madame de Groben parut ne pas avoir le moindre espoir.

Le docteur saisit sa pensée et continua :

— Eh bien! ne vous inquiétez pas de cela et essayez quand même. Nous devons faire tous nos efforts pour le calmer. Ne paraissez pas ou ne soyez pas alarmée s'il ne vous reconnaît pas. Il n'y aura rien de surprenant à cela, je vous assure. C'est un trait caractéristique de ces pénibles maladies de troubler la mémoire, et l'affaiblissement de cette faculté n'entraîne pas un pronostic sérieux, dit-il en terminant.

Le docteur Stiebel sonna une deuxième fois, et un domestique se présenta, lequel, sur l'ordre du médecin, conduisit ces dames au premier étage dans un vaste salon où les malades en traitement recevaient leurs visites.

Elles attendirent quelques minutes sans oser seuleme. échanger leurs pensées. M. de Groben entra.

Il était, en effet, très-pâle, très-amaigri, et avait l'air hagard. Ses cheveux, déjà rares et gris, étaient encore tombés et avaient blanchi; le peu qu'il lui en restait étaient épars sur son visage, et donnaient une apparence négligée à toute sa personne qui était, du reste, comme toujours, propre et bien tenue. C'était dans ses yeux qu'on trouvait le changement le plus frappant. Ce n'était plus ce regard froid et résolu : l'impression en était douloureusement triste et comme sauvage.

Le premier coup d'œil bouleversa la mère et la fille. Si elles n'eussent été averties par le docteur Stiebel, elles n'auraient pu retenir un cri d'effroi en retrouvant ce débris d'être humain, au lieu du père et du mari qu'elles avaient quitté quelques semaines auparavant.

Groben s'était arrêté un moment, comme incertain sur ce qu'il allait faire. Il s'avança ensuite vers madame de Groben, qui venait à lui en renfonçant ses larmes. Il lui tendit la main et lui dit :

— Vous voici donc enfin, ma femme. Vous venez bien tard aujourd'hui.

— Il y a bien longtemps, en effet, que nous sommes séparés, s'écria-t-elle en se jetant dans ses bras et en l'embrassant.

Il lui rendit ses caresses et lui répondit en souriant :

— Il n'y a pas encore bien longtemps. Mais hier vous étiez venue à dix heures et aujourd'hui je crois qu'il est midi, dit-il en tirant sa montre. Pour un malade, deux heures d'attente, c'est interminable.

Albertine avait suivi sa mère, elle tenait le bras de son père et attendait qu'il l'embrassât. Quand elle entendit ce qu'il disait, un frisson glacial lui parcourut tout le corps, et elle se retira en arrière toute tremblante; elle resta ainsi un moment, les yeux fixés sur lui et ne sachant que faire.

Groben n'avait pas jusqu'alors paru s'apercevoir de la présence de sa fille; en remettant sa montre dans sa poche, il la vit, et lui fit un profond salut en lui avançant un fauteuil avec politesse. Il se tourna ensuite vers sa femme et lui dit :

— Vous auriez dû me prévenir que vous aviez amené une dame avec vous, et ne pas m'exposer à être impoli envers une étrangère.

La pauvre Albertine se laissa tomber machinalement dans le fauteuil que lui avait avancé son père, et, se couvrant la figure avec les mains, pleura bien amèrement, mais sans faire de bruit. Groben l'entendit cependant, et d'un ton de compassion il dit à sa femme :

— Cette pauvre dame a du chagrin. A-t-elle perdu

quelqu'un des siens? ajouta-t-il d'un ton mystérieux et en baissant la voix : est-ce à la guerre qu'elle l'a perdu?

Puis, sans attendre la réponse, il conduisit sa femme sur le canapé et s'assit auprès d'elle. Ils causèrent un moment; il lui parlait toujours comme s'il l'avait vue la veille, il lui racontait tous les détails de sa maladie et les moindres circonstances de sa vie de tous les jours dans sa maison de santé. La pauvre femme avait le courage de le laisser dire et de paraître l'écouter avec le plus grand intérêt.

L'expérience acquise dans les ambulances lui devenait utile en ce moment.

Dans le cours de cette conversation faite à bâtons rompus, Groben en arriva à un point qui touchait à sa vie passée de Paris; à ce moment, l'enchaînement des faits parut se renouer graduellement dans sa tête : ce fut comme s'il sortait d'un rêve.

Saisissant tout à coup la main de sa femme, il s'écria :

— Est-ce que je suis fou?

Il regardait tout autour de la chambre.

— Où suis-je?

Puis, se retournant de nouveau vers elle, il s'écria d'une voix suppliante :

— Parle, ma femme, suis-je donc fou? *fou?*

— Quelle absurdité! lui répondit-elle avec une grande présence d'esprit. Elle lui prit les mains dans les siennes d'un air affectueux, et ajouta : Vous avez été malade et vous êtes venu ici pour vous faire soigner, mais vous serez bientôt tout à fait guéri. Nous vous guérirons complétement, dit-elle en tournant les yeux vers Albertine.

Groben suivit la direction de son regard, mais, quand il aperçut Albertine, son expression sauvage lui revint, et il dit tout bas :

— Quelle est cette étrangère ?

Albertine s'était levée et avancée vers lui ; elle se jeta à son cou en lui disant :

— *Mon père chéri !*

Un moment il fut stupéfait, puis s'écria :

— Ma fille, ma chère fille ! et il la prit dans ses bras.

Pendant un instant il les reconnut toutes deux complétement, puis la mémoire lui fit de nouveau défaut, et, repoussant sa fille loin de lui avec une sorte de respect, il lui dit en gémissant :

— Vous ne haïrez pas votre vieux père, n'est-ce pas ? Essayez de ne pas le haïr. Oui, je suis un espion, mais vous ne me haïssez pas. Je mettrai tout cela de côté, Albertine, je quitterai tout, absolument tout, pour vous plaire.

Il parut très-alarmé, comme s'il en eût trop dit : beaucoup plus qu'il ne voulait en laisser savoir.

— Ne nous en irons-nous pas bientôt vivre heureux tous ensemble, papa ? dit Albertine, faisant sur elle-même un violent effort pour paraître gaie et arriver à le distraire. Le docteur dit que vous serez bientôt guéri. Maman et moi nous sommes venues pour vous soigner et vivre avec vous.

— Sois bénie, ma fille ! s'écria-t-il d'un ton ferme : il paraissait avoir retrouvé de nouveau toute sa raison.

Ils continuèrent un moment à causer tous les trois, comme si rien d'extraordinaire ne s'était passé. Groben était redevenu lui-même, il était seulement un peu faible, comme un homme qui sortirait de quelque grande maladie.

Un instant après, le docteur Stiebel entra et fut très-gai. Il raconta, en plaisantant, que Groben se refusait parfois à prendre les pilules et les tisanes amères qui lui étaient présentées, et déclara que, s'il eût été plus soumis, depuis longtemps il serait sorti de ses mains. Groben sourit à l'énumération de ses méfaits, et ces deux pauvres femmes essayèrent de faire comme lui.

Madame de Groben profita d'un moment de distraction pour demander au docteur si elle et sa fille ne pourraient pas trouver à se loger dans la maison ; il leur répondit que cela se pourrait. Cet arrangement parut faire grand plaisir au malade, qui se frotta les mains vigoureusement, d'un air très-satisfait.

Le docteur conseilla alors à Groben de ne pas manquer sa promenade habituelle en voiture pendant qu'il faisait encore beau. Groben y consentit. Sa femme et sa fille lui proposèrent de l'accompagner ; mais il leur répondit qu'il était si épuisé de fatigue, qu'il préférerait être seul avec son domestique.

Il était facile de voir que la moindre excitation, le moindre effort pour parler le faisait retomber dans un état de prostration, et dès lors sa figure reprenait une expression de tristesse et de sauvagerie.

Une fois le malade parti, madame de Groben et Albertine se retirèrent dans leurs chambres.

XLII

LA PRUSSE AU PILORI — RETOUR SUR LE PASSÉ

Le docteur Stiebel vint rejoindre ces dames.

— Parlez-moi franchement, lui demanda madame de Groben. Retrouvera-t-il sa raison ?

— Je ne puis encore en répondre. Il est assurément dans une triste position, mais je ne désespère pas. Nous devons attendre l'effet de son entrevue avec vous. Les soirées et les nuits sont les plus mauvais moments.

— A quoi attribuez-vous cette maladie extraordinaire ? demanda Albertine.

— Il doit y avoir eu une prédisposition naturelle, répliqua le docteur, quelque faiblesse dans la constitution. Ensuite, il est évident que M. de Groben a abusé de ses forces, et les événements actuels auront exercé sur lui une funeste influence. Depuis le commencement de cette terrible guerre, j'ai observé beaucoup de cas, non-seulement de simple hallucination comme chez M. de Groben, mais de folie complète.

— Ce n'est pas étonnant, dirent presque en même temps la mère et la fille.

— Non, sans doute, ce n'est pas étonnant, répéta Stiebel. Et quand je songe que tous les malheurs qui, dans les deux pays, ont atteint tant de millions d'êtres, sont l'œuvre de quelques individus, de leur folie, de leur égoïsme ou de leur ambition, je me demande si je ne deviendrai pas moi-même fou en présence de telles horreurs et de tant d'infamies.

— Alors, par le cœur du moins, vous n'êtes pas Prussien ? dit Albertine.

— Dieu merci, je ne le suis ni de cœur ni de naissance, répondit le docteur avec empressement. Ma famille est originaire du Tyrol allemand, en sorte que par ma naissance je suis sujet autrichien. Les circonstances ont amené mon père à s'établir dans cette ville, et comme j'avais suivi la même profession que lui, je suis resté ici. Ma femme est aussi Allemande.

— Mais cela ne veut pas dire Prussienne ? dit Albertine.

— Assurément non. Nous n'avons rien de commun avec la Prusse. Nous sommes seulement forcés par nos intérêts à vivre sous son gouvernement.

— Je suis bien heureuse que mon père so'' chez vous. Comme vous avez pu le voir, nous sommes Françaises, et naturellement toutes nos sympathies sont pour notre malheureuse patrie.

— Je dois avouer que nous autres Autrichiens, nous avions une forte rancune contre la France ; mais, depuis Sedan, nous séparons sa cause de celle de l'empereur. Personnellement, je n'ai jamais aimé la Prusse, c'est une nation cruelle, cupide et foncièrement perfide.

— Ne s'est-elle pas conduite d'une façon inique dans cette dernière guerre ? demanda Albertine.

— De la façon la plus atroce, répondit Stiebel. Il n'y a pas, je crois, dans l'histoire, d'exemple d'une cruauté aussi suivie sur une aussi vaste échelle. Je ne puis comprendre qu'un homme d'honneur, qu'une femme qui a le sentiment de sa dignité, acceptent désormais de vivre sous le même toit que les Prussiens.

— C'est parfaitement juste, s'écria Albertine. Je voudrais voir un ostracisme social peser sur tous les Prussiens. J'espère du moins que d'ici à longtemps tous les Français, hommes et femmes, ne consentiront pas à rester dans le même salon qu'un officier prussien.

— Mon enfant, tu ne devrais pas parler ainsi, dit madame de Groben avec dignité ; et se tournant vers le docteur, elle ajouta : Vous devez savoir que M. de Groben est Prussien ?

Stiebel parut très-étonné.

— M. de Groben m'a donné à entendre qu'il était du Wurtemberg, mais il ne s'est pas expliqué nettement sur ce sujet. Je m'en souviens maintenant.

— Sa famille est peut-être originaire du Wurtemberg, répondit madame de Groben en rougissant légèrement.

Quand les chambres eurent été choisies définitivement et que le docteur Stiebel se fut retiré, la mère et la fille restèrent seules. Leur malheur leur apparut alors dans toute son étendue.

Pour l'instant cruel où elle avait dû se trouver en face de son mari, madame de Groben avait fait appel à toute son énergie ; maintenant qu'il était loin d'elle et qu'il n'y avait pas d'étranger pour la forcer à se contenir, elle tomba dans un profond affaissement.

Avec quel sourire d'incrédulité n'eussent-elles pas accepté la prédiction, deux mois seulement auparavant, que le 2 octobre 1870 elles seraient installées dans une maison de santé, en plein pays prussien, l'une, veuve de son fiancé, l'autre, en présence d'un époux menacé de folie.

La pauvre femme remontait tristement le cours de toute sa vie conjugale. En dépit de quelques nuages, et grâce peut-être à de fortes illusions, elle avait eu une vie heureuse. Il avait toujours été bon et fidèle; et nulle femme ne peut être insensible à de tels mérites de la part d'un mari. Elle se rappelait son vif chagrin quand elle apprit, peu de temps après leur mariage, qu'il faisait partie d'une société secrète. Si elle l'eût su auparavant, elle ne l'aurait pas épousé. Elle avait essayé de le ramener vers la foi chrétienne, mais ses efforts avaient été repoussés avec une énergique opiniâtreté. Il sembla à la jeune femme qu'elle ne pouvait faire plus, et elle abandonna son projet; peu à peu elle y pensa même de moins en moins. Aujourd'hui, arrivée à l'âge mûr, elle se demandait si dans bien des cas elle n'avait pas été elle-même blâmable. N'avait-elle pas été un peu frivole, un peu trop mondaine, et n'avait-elle pas de la sorte aidé à l'incrédulité de son mari? Mais bientôt ces réflexions désagréables s'effacèrent, pour faire place à des pensées bien autrement pénibles.

Elle le sentait maintenant : Groben avait toujours été très-dur pour elle; toute jeune, il l'avait condamnée à de longues heures d'isolement pour se plonger dans ses affaires.

Elle n'avait jamais eu qu'un enfant. Que serait-elle devenue sans Albertine? Quelle solitude! La nature de ses occupations, elle la connaissait aujourd'hui, mais seulement aujourd'hui, et cette triste découverte lui dévoilait toute une longue série de duplicités à son égard.

En réalité, elle le sentait, toute cette vie aboutissait à la honte et au déshonneur. Femme, elle avait un sentiment profond de l'honneur masculin; Française, elle avait un mépris instinctif pour la perfidie. Par une singulière contradiction, il n'y a pas de peuple qui, dans les petites choses, soit plus disposé à mentir que le peuple français, et il n'y a pas de nation qui ait autant d'horreur pour la trahison.

Mais bien vite madame de Groben ferma les yeux sur les fautes de son mari; elle ne voulait même pas y penser en ce moment. N'était-il pas sous le coup du plus triste châtiment, du malheur qu'au temps où il jouissait de sa raison, Groben aurait le plus redouté, l'abrutissement, la perte de son intelligence? Tous les hommes tremblent à cette seule idée; mais la peine est encore bien plus lourde pour ceux qui s'enorgueillissent de leurs facultés intellectuelles.

Et quand elle se représentait le compagnon bienveillant de tant d'années ainsi cruellement frappé, et peut-être à tout jamais, rien ne pouvait plus trouver place en son cœur qu'un profond désespoir. Que pouvait-elle faire autre chose que verser d'inutiles larmes?

Albertine fit tout ce qu'elle put pour consoler sa mère, mais c'était une tâche bien difficile. De quelque côté qu'elle se tournât, elle ne trouvait nulle part un motif d'encouragement.

Groben revint de sa promenade, ranimé et réconforté par le grand air, au dire de son domestique ; mais, ajouta cet homme, il ne voulait voir personne.

— Sommes-nous comprises dans cette exclusion? demanda madame de Groben à qui on venait de faire ce rapport.

— Oui, madame, tout le monde, y compris vous et mademoiselle. Monsieur vous a nommées toutes deux.

— N'est-ce pas bien singulier, tout à fait extraordinaire? ne put s'empêcher de dire madame de Groben.

Le domestique leva les épaules.

— C'est une lubie de malade : avec des malades *de cette espèce*, il n'y a rien d'extraordinaire.

— De cette espèce, répéta-t-elle tout bas. — C'est la manière des fous. — Mon pauvre mari rangé parmi eux!

Et pouvant à peine se contenir, elle remercia le domestique et se renferma dans sa chambre.

Groben ne dîna pas avec sa femme et sa fille, mais après le dîner il consentit à les voir. Il descendit à leur appartement au premier étage — lui-même était au second, — et pour un moment il parut assez calme et gai.

Elles remarquèrent cependant, au bout d'un peu de temps, qu'il devenait inquiet : il regardait tout autour de lui et tremblait en voyant des ombres sur les murs. Sa femme observa aussi qu'il paraissait désirer beaucoup leur cacher son état, qu'après chaque signe d'effroi il les regardait en dessous pour voir si elles s'en étaient aperçues. Il parlait alors avec beaucoup de calme et de bon sens pour montrer qu'il était raisonnable; mais cette lucidité durait très-peu, et il arrivait vite à s'embrouiller dans ce qu'il voulait dire.

A un manque de mémoire très-marqué, qui le força à s'arrêter court, il se tourna vers elles et les regarda en face; puis, sans ajouter un mot, il se leva et s'élança hors de la chambre.

Sa fille et sa femme fondirent en larmes.

XLIII

BAZAINE. — BUREAU D'ESPIONNAGE FÉMININ.

Le lendemain matin madame de Groben apprit que son mari avait passé une nuit tout aussi agitée qu'à l'ordinaire. Elle lui fit demander si elle ne pouvait pas aller le trouver avec Albertine : il répondit qu'il ne voulait encore voir personne.

La poste apporta plusieurs lettres à Groben, qui parut enchanté de leur contenu. Le docteur Stiebel transmit cette nouvelle à madame de Groben. Il avait une grande influence sur son malade, qui était toujours content de recevoir sa visite et de causer avec lui.

Toute la matinée Groben fut très-affairé à écrire; dans la journée, avant de sortir, il alla trouver sa femme et sa fille dans leur chambre. Il était gai et ouvert : il avait repris son entrain d'autrefois, mais ne parla que de sujets indifférents; pas une fois il ne fit allusion aux lettres qu'il avait reçues ou écrites. Après une courte visite, il sortit pour faire sa promenade en voiture.

C'était pour la mère et la fille une situation bien douloureuse, mais elles ne pouvaient rien. Il fallait vivre à sa fantaisie ou l'abandonner à son sort. Il n'y avait pas d'hésitation possible.

Dans l'après-midi, un monsieur vint voir Groben, un personnage mystérieux qui venait souvent, à ce que dit Stiebel. Il se nommait Hendel. Il monta tout droit à la chambre de Groben, et fut reçu immédiatement.

— Vous connaissez les affaires de Ferrières? demanda le nouveau venu.

— Oui. Favre ne cédera pas, et naturellement Bismarck ne peut pas plus céder. Il nous faut l'Alsace et la Lorraine. « Pas un pouce de notre territoire, pas une pierre de nos forteresses, » quelle absurdité!

— C'est bien français, dit Hendel.

— C'est du langage de mélodrame, observa Groben, car il faudra bien qu'ils cèdent des deux côtés. Maintenant, à votre mission : que s'est-il passé?

— Eh bien, j'ai vu Reinwald, répondit ce jeune homme, qui avait une figure très-fine et très-intelligente, et je lui ai dit ce dont vous m'aviez chargé : qu'il devait faire comprendre à Bazaine l'impossibilité de la résistance, et, peu à peu, si cela devient nécessaire, lui donner à entendre que nous sommes, sous main, d'accord avec la Russie.

— Très-bien, dit Groben.

— Il m'a dit qu'en réalité Bazaine ne pourrait pas

tenir bien longtemps, que les vivres commençaient à manquer. Mais Bazaine craint ses officiers et toute l'armée. Ils ne veulent se rendre à aucun prix.

— Le diable soit de ces Français ! reprit Groben, ils nous obligeront à les traiter très-durement.

— Oui, et cela nous met toute l'Europe à dos, observa Hendel.

— C'est juste, répliqua Groben, qui parlait le moins possible, car il était poursuivi par la crainte de perdre la suite de ses idées et de le laisser voir à son interlocuteur. Pour ses affaires, son sujet favori, il était toujours plus clair qu'en toute autre circonstance. Par sa volonté énergique il arrivait à se maintenir.

— Bazaine accepterait la régence, poursuivit Hendel.

— Je le suppose bien, dit Groben avec un sourire moqueur.

— Mais il a besoin d'une excuse, continua Hendel : il avait prêté serment à l'empereur et il n'aime pas la République.

— Je le crois sans peine, dit Groben.

— Pour livrer Metz et conserver son prestige aux yeux de ses soldats, il faut qu'il puisse communiquer avec l'impératrice ou du moins qu'il ait l'air de le faire. Pour des raisons particulières, Bourbaki est l'envoyé qu'il a choisi.

— Eh bien ! la Prusse donnera à Bourbaki un sauf-conduit et attendra son retour s'il le faut. Qu'y a-t-il encore ?

— On n'est pas sûr que Bourbaki accepte. Ses soldats lui sont dévoués et il ne partira pas sans les prévenir. S'il soupçonnait qu'il y a un dessous de cartes, cela pourrait causer quelque difficulté. Les troupes sont fatiguées de voir Bazaine les envoyer sans cesse contre des forces supérieures pendant qu'i` 'este lui-même tranquillement enfermé dans la ville avec toutes les réserves.

— Singulières gens, dit Groben. Les Français ne veulent jamais admettre qu'ils puissent être loyalement battus. Eh bien, que Reinwald attaque Bazaine dans ses derniers retranchements, avec l'alliance russe.

— C'est ce ı̨u'il fera, répondit Hendel.

— Et maintenant, reprit Groben, parlons de Paris. —Mais lui-même, avant de continuer, s'arrêta un moment, se prit la tête entre les mains, comme s'il avait eu besoin d'un instant de repos pour retrouver toute son énergie. —Je vous ai déjà dit que dans notre nouvelle organisation de l'espionnage féminin nous avions deux classes distinctes : la classe supérieure et la classe inférieure.

— Oui, vous m'avez dit que Valentine était à la tête de la classe supérieure, et madame Richard à la tête de la classe inférieure. Qui est cette Valentine?

— Ne vous en occupez pas, répondit Groben. C'est avec madame Richard que vous avez affaire pour le moment. Elle est, vous le savez, sous la surveillance de M. Schendhal, car il ne faut jamais laisser les femmes être tout à fait maîtresses.

— Est-ce lui qui dirige aussi nos voyageurs? demanda Hendel.

— Pour le moment il dirige tout, répliqua Groben. Nos voyageurs sont des hommes énergiques et résolus. Ils n'ont pas de noms propres et ne sont connus que par des numéros. Ils font l'office de facteurs et de porteurs de journaux, et gagnent souvent une double paye, car ils servent aussi les Français.

— Ce qui les met à même, par conséquent, d'ouvrir les lettres particulières.

— Sans doute, dit Groben. Mais revenons à madame Richard. Écoutez bien, car j'ai l'intention de vous confier entièrement la direction de cette affaire. Je ne l'aime pas. Ne comprenez-vous pas ce dont il s'agit?

— Je suis tout oreilles, répondit Hendel. Madame Richard n'a-t-elle pas à ses gages une partie du *demi-monde?*

— A un certain point de vue, la partie la plus infime de ce demi-monde. Mais parfois on trouve dans cette classe des femmes belles, assez bien élevées et qui ont de l'argent.

— Je comprends. C'est une classe très-difficile à conduire.

— On dit que madame Richard y est passée maîtresse. Il vous faudra entrer en correspondance avec Schendhal et avoir sur elle une certaine autorité. Les femmes de madame Richard devront circuler entre les états-majors allemands et parisiens et aussi bien entre les deux armées.

— Pour soutirer aux Français leurs secrets et les transmettre aux Prussiens, qui les payeront plus cher. Mais peut-on se fier à ce que diront ces femmes?

— Je crois qu'elles mentiront à la journée, dit Groben d'un ton animé. C'est une addition très-suspecte à notre espionnage par les hommes. Je déteste les femmes en dehors de leur sphère, c'est-à-dire en dehors de la famille.

— Mais Valentine? objecta Hendel.

— Valentine est une grande dame dévoyée, répondit Groben.

— Ah! celle-ci restera dans la ligne diplomatique, répondit Hendel, qui dès lors se croyait sûr d'avoir deviné juste, et était enchanté de voir enfin sa curiosité satisfaite. Et que puis-je faire avec toutes ces femmes?

— Il faudra pousser la Richard à les diriger dans le bon sens. Elles devront s'y prendre de manière à tirer des personnes influentes le plus de renseignements possibles. Elles devront pouvoir quitter Paris et y revenir ensuite sans exciter les soupçons des Parisiens; elles auront donc à voyager isolément ou tout au plus deux à la fois. Comprenez-vous l'affaire?

— Parfaitement, dit Hendel.

— Vous êtes alors plus avancé que moi, murmura tout bas Groben.

— C'est que vous êtes peut-être trop scrupuleux, répondit Hendel.

— Je regrette que la Prusse s'expose à faire juger sévèrement de sa moralité en se servant de tels instruments, dit froidement Groben.

— La moralité de la Prusse est, selon moi, à peu près la même que celle des autres nations. Corruption pour corruption, je ne vois pas grande différence à employer des hommes ou des femmes.

— Je ne suis pas de cet avis, dit Groben. Nous, du

moins, nous ne nous servons que de notre intelligence.

— Mais nous travaillons toujours pour de l'argent, répliqua Hendel; je parle du moins pour moi.

— Ce qui me fait agir, c'est l'espoir et l'amour du triomphe, dit Groben à voix basse, et comme s'il se parlait à lui-même. Il était épuisé de fatigue.

— C'est alors un bien rare amour de l'art, qui est exceptionnel, répondit Hendel. Pour moi, je l'avoue, mon but est moins élevé. Du reste, je suppose qu'à la tête du système il y a plusieurs grands esprits comme vous, pour guider et diriger les vulgaires espions de notre espèce.

— Silence, dit Groben en pâlissant et en regardant autour de lui d'un œil inquiet; ne prononcez pas ce mot, — ne le prononcez pas, ajouta-t-il tout bas d'un air hébêté.

Il s'assit en tremblant devant son bureau et se prit la tête entre les mains.

Hendel était stupéfait.

Quelques minutes après, Groben se releva et lui dit qu'il était très-fatigué. Sous l'influence d'une fatigue semblable, ajouta-t-il, il parlait quelquefois à tort et à travers; mais le médecin lui avait promis qu'il serait bientôt tout à fait guéri.

XLIV

HALLUCINATION

Au bout de quelques jours, il devint évident pour madame de Groben que son mari était enchanté de les avoir auprès de lui, mais qu'il ne tenait pas à les voir beaucoup, ni elle, ni Albertine.

Le docteur Stiebel était fort désappointé de ne pas voir s'améliorer l'état de son malade. Il n'était pas pire, mais il n'était pas réellement mieux. On en restait au même point. Parfois il paraissait avoir retrouvé toute sa raison et son entrain, et alors on espérait ; mais, d'autre part, les forces allaient toujours en diminuant. Il passait généralement ses soirées avec sa femme et sa fille, et, à la demande du docteur aussi bien que par goût, il allait toujours se coucher de bonne heure. Il ne pouvait dormir que pendant les premières heures de la nuit, et encore pas toujours : le reste du temps il était en proie à d'horribles terreurs.

Groben ne parlait jamais franchement à sa femme de ces agitations : quelquefois, pour expliquer ses fatigues, il disait bien un mot de ses souffrances nocturnes ; mais c'était toujours en passant et d'une manière très-vague, comme s'il eût craint de s'en souvenir.

Dans le jour, sa conversation était souvent incohérente et la mémoire lui faisait défaut. Les efforts qu'il faisait pour cacher les défaillances de son intelligence montraient bien qu'il en avait conscience. Souvent encore il oubliait avec qui il se trouvait, et cela lui arrivait même avec sa femme et sa fille, mais pas toujours avec les deux à la fois. C'était Albertine qu'il lui arrivait le plus souvent de ne pas reconnaître, et, en pareilles occasions, il ne manquait jamais de l'appeler « cette dame étrangère » et de lui témoigner le plus profond respect.

Les jours où il avait été le plus occupé, où il avait beaucoup écrit, étaient suivis des nuits les plus agitées. Mais toute tentative de le raisonner à ce sujet était inutile. Sur ce point il était inflexible ; tant qu'il avait à travailler, il travaillait.

Les heures et les jours se succédaient ainsi, sans apporter à madame de Groben le moindre motif d'espérance. C'était une bien triste position. La pauvre Albertine souffrait beaucoup des singuliers caprices de son père à son égard. Elle avait remarqué qu'après les visites de Hendel il était toujours plus mal, et elle devinait bien quel était le rôle de ce visiteur. Groben évitait toujours de parler de la guerre et des affaires publiques devant sa famille ; mais, dans ses moments de faiblesse, beaucoup de renseignements lui échappaient sans qu'il en eût conscience.

Ce fut de cette manière qu'elles apprirent l'entrevue de Ferrières avant que es journaux en eussent parlé. Ce fut encore ainsi que l'entente avec la Russie leur fut dévoilée. — Elles écoutaient en frémissant. Albertine pouvait à peine contenir son indignation. Elle aurait voulu trouver un moyen de faire savoir au monde entier ce qu'elles entendaient dire dans cette petite ville retirée. Les renseignements donnés par son père coïncidaient avec ce que l'on apprenait par les lettres ou papiers trouvés sur les soldats et officiers prussiens qui avaient été tués sous les murs de Paris.

Mais au moment où elle était le plus irritée, la vue de ce pauvre vieillard, qui luttait misérablement pour retrouver sa raison, lui inspirait la plus profonde pitié.

Elles en étaient enfin arrivées, sa mère et elle, à la conviction complète qu'il approchait de sa fin, et le docteur Stiebel ne cherchait plus à entretenir de trompeuses espérances. La raison était perdue, la vie s'en allait.

Dans ses moments de calme, elles essayèrent de ramener Groben à des pensées religieuses : il les repoussa toujours.

Un jour il eut avec Hendel une longue entrevue. Le soir, quand il vint les retrouver, il paraissait très-excité et en même temps très-content. Une sinistre pensée traversa l'esprit d'Albertine : il fallait s'attendre à quelque nouveau malheur.

Avant de les quitter pour la nuit, Groben eut de singulières absences et laissa échapper des phrases entrecoupées, au milieu desquelles les deux femmes purent deviner ce dont il s'agissait.

Ce qui paraissait l'enchanter, c'était l'espoir qu'une insurrection aurait lieu dans Paris, fomentée par les agents de la Prusse. Les révolutionnaires étaient sur le point de se lever, ou s'étaient déjà soulevés contre le gouvernement de la défense nationale, et il espérait qu'il serait renversé. En annonçant cet événement, d'un ton mystérieux, il se frottait les mains avec bonheur. Une madame Richard, à ce que saisissait Albertine, avait transmis cette nouvelle à Versailles; mais le récit n'était pas bien clair. Groben paraissait détester cette femme et en parlait avec mépris. — Il faisait sans doute quelque confusion. — Le fait important, et qui était probablement vrai, était, hélas ! la guerre civile dans les rues de Paris. Il ne pouvait avoir rêvé tout cela sans qu'il n'y eût un fond de vrai. Elles écoutèrent dans l'agonie de la terreur. Albertine surtout éprouvait une horrible angoisse.

Tout à coup Groben s'arrêta comme sous le coup d'une secousse électrique : il sembla sortir d'un songe et essaya de se rendre compte de ce qu'il avait pu dire.

Mais l'effort était trop grand pour lui, et il quitta précipitamment la chambre, comme il le faisait ordinairement quand il s'apercevait ou s'imaginait qu'il laissait voir sa faiblesse d'esprit.

Cette même nuit madame de Groben fut tout à coup appelée auprès de son mari; Stiebel l'attendait à la porte, et lui dit que Groben était si mal qu'il avait cru devoir la prévenir. Elle envoya chercher sa fille.

Groben était en proie à ses terreurs nocturnes, mais le délire et l'excitation étaient plus grands que les autres nuits. — Jamais encore on n'avait assisté à un spectacle aussi douloureux.

Quand sa femme entra auprès de lui, il était silencieux. Ce calme, dit le docteur, avait succédé à une excessive agitation.

Sa femme et sa fille s'approchèrent de son lit, et,

bien qu'il eût les yeux tout grands ouverts, il ne les reconnut pas.

— Éloignez-les ! éloignez-les ! cria-t-il à la fin. Les voilà, les voilà ! ils me mettent en joue ! Et il se dressa sur son lit : ses dents claquaient, tous ses membres tremblaient.

— C'est moi, dit sa femme d'une voix douce, en essayant de le calmer.

Il écarta sa main et continua à crier encore plus fort et à répéter les mêmes mots.

Puis son délire changea :

— Il y a du sang dans Paris, — le sang coule à flots ! C'est nous qui avons fait le coup ! Je savais bien que cela arriverait, dit-il d'un ton presque féroce. — Nous avons enfin notre jour !

Puis, après quelques moments de silence, il reprit :

— Albertine, ma fille, pardonne-moi, ne me hais pas.

Elle posa la main sur lui, mais il la repoussa en éclatant de rire.

— Femme ! s'écria-t-il un instant après, d'une voix calme et comme s'il l'apercevait enfin et la reconnaissait, vous avez toujours été bonne, fidèle et loyale ; quittons-nous en nous aimant, et quand je ne serai plus, ne me jugez pas trop sévèrement. Parlez de moi à notre enfant, ajouta-t-il en baissant beaucoup la voix, dites-lui que je ne pouvais pas abandonner..... je ne pouvais pas, vous le savez, je ne pouvais pas.... dites-le-lui bien....

Madame de Groben plaça la main d'Albertine dans la sienne, et les tenant toutes deux serrées, lui dit :

— Albertine est ici, près de vous. Parlez-lui vous-même.

Albertine ajouta elle-même :

— Cher papa, je suis près de vous.

Mais il dégagea sa main de cette double étreinte et commença à agiter ses bras en tous sens, tantôt se lamentant du ton le plus pitoyable, tantôt poussant de frénétiques vociférations.

— Oh! sauvez-moi, sauvez-moi! Les voici qui viennent, ils arrivent! — Arrêtez-les, éloignez-les!.... Et il faisait les gestes les plus violents, comme s'il repoussait des ennemis invisibles.

Stiebel pensa qu'il pourrait se produire des scènes dont une femme et une fille ne devaient pas être témoins, et il les entraîna hors de la chambre. L'agitation devint telle qu'il fallut placer auprès de lui deux hommes très-forts pour le maintenir et l'empêcher de se faire du mal à lui-même.

Ce fut la dernière nuit de Groben. Vers le matin il expira au milieu des plus terribles fureurs et sans avoir un seul instant retrouvé sa connaissance.

L'espion était allé rendre son dernier compte.

Homme froid par tempérament, il n'avait pas connu les entraînements grossiers des sens; son intelligence était grande, mais il ne s'en servit que pour le crime et se traîna toute sa vie dans les basses régions de la trahison et de la perfidie.

Tel fut l'espion prussien.

XLV

LA FRANCE RÉGÉNÉRÉE

Quel lourd fardeau que l'existence! s'écria madame de Groben. Ma croix est trop lourde, je ne peux plus la porter.

La veuve songeait à la perte qu'elle venait de faire. L'originalité de Groben, ses fautes, ses vices même étaient oubliés. Des liens de vingt ans, si lâches qu'ils fussent devenus, ne pouvaient être rompus sans une vive douleur.

— Chère mère! murmura Albertine.

— Mon enfant, où irons-nous, que ferons-nous?

— Retournons à nos blessés. Nous ne pouvons rien faire de mieux que de nous dévouer à eux. Puisqu'il ne nous est pas permis de verser notre sang pour la cause de notre pays, — ce que je voudrais pouvoir faire, — consacrons notre fortune, notre temps, notre amour.....

— Tu es bien jeune, Albertine, pour continuer longtemps ce métier. Peut-être devrais-tu prendre quelque repos.

— Du repos, maman, je n'en ai nul besoin. Ce dont j'ai besoin, c'est de donner tout ce que j'ai en moi de forces, — pour soulager mon chagrin; je ne puis vous en dire plus, mais vous me comprenez, vous pensez comme moi.

— Mais tu es déjà très-changée. Non-seulement ta santé paraît altérée, mon enfant, mais ta fraîcheur disparaît chaque jour. Je ne sais si je dois te permettre de faire un sacrifice que tu pourrais regretter plus tard.

Albertine sourit comme jadis elle savait sourire.

— La fraîcheur, la beauté, mère, ne sont plus rien pour moi. Toute ma jeunesse est enterrée. — Vous savez où. Une nouvelle vie s'est ouverte devant moi et je l'ai embrassée. Sur la terre je n'ai plus que vous et notre chère patrie.

— Qu'il en soit donc comme tu le veux, dit madame de Groben, qui n'était peut-être pas fâchée elle-même de cette résolution. Rentrons en France.

— Je n'avais jamais senti jusqu'ici que j'eusse en moi un véritable patriotisme, dit Albertine. Il semble qu'il ait fallu que tant de malheurs accablent la France pour me révéler à moi-même mon amour pour mon pays. Aujourd'hui je donnerais jusqu'à la dernière goutte de mon sang pour arracher l'envahisseur du sol national. Oh ! puisse ce jour n'être pas trop éloigné !

— Hélas ! répliqua madame de Groben, les nouvelles des provinces sont mauvaises. Gambetta se remue beaucoup, mais il fait évidemment plus de mal que de bien. La lettre que j'ai reçue de Verneuil par le dernier ballon est du moins rassurante quant à l'état actuel de Paris.

— Quel bonheur que les émeutes aient été comprimées et que le gouvernement reste à la tête des affaires ! dit Albertine, qui se rappelait avec douleur les derniers vœux de son père. Sans doute, l'excitation produite par les derniers événements avait été la cause de sa mort.

— Je n'ai pas un instant douté que la France ne finît par triompher, répondit madame de Groben. Mais je crains que, pour un temps, elle ne succombe dans la lutte actuelle.

— Oh ! ne parlez pas ainsi, s'écria Albertine. Strasbourg s'est rendu, mais après quelle défense ! Metz a capitulé, je n'ose dire si c'est ou non par trahison; mais Paris résiste bravement, Paris triomphera.

Madame de Groben secoua tristement la tête. — Je le souhaite, mais je n'ose y compter. Tu sais ce que Verneuil nous a écrit des approvisionnements qui diminuent, de la famine qui se fait déjà sentir ?

— Oh ! maman, s'écria Albertine en pleurant amèrement, je ne puis me figurer Paris au pouvoir des Prussiens. Ce serait la perte de notre Alsace et de notre Lorraine. Mon oncle doit se tromper. Grand Dieu, pourrait-il en être ainsi !

— Chère enfant ! la France a des fautes à expier, nous ne le savons que trop.

— Quelle nation n'en a pas ?

— C'est vrai. Pour moi, je suis certaine que si la France succombe, le sacrifice et la douleur régénéreront notre patrie. Elle se relèvera ensuite plus grande et plus glorieuse que jamais.

— Et la Prusse, s'écria Albertine impétueusement, n'a-t-elle rien à expier ? N'a-t-elle pas commis des crimes qui crient vengeance ?

— Oui, sans doute. Et l'histoire nous apprend que le châtiment, quoique souvent tardif, arrive toujours.

— N'est-il pas étrange que nos propres chagrins, si grands et si poignants qu'ils soient, disparaissent presque en présence des calamités publiques ? Pour moi, je me sens parfois si oppressée par les malheurs de tous, que j'oublie en partie ma propre douleur.

— C'est que nous avons honte, ma chère fille, d'être assez égoïstes pour faire la comparaison, répliqua madame de Groben.

— Il est donc convenu, maman, que, quoi qu'il arrive, quelle que soit la fin du siége de Paris, nous nous dévouons aux blessés, aussi longtemps qu'il y en aura à soigner. Plus tard, nous trouverons toujours des personnes pauvres et affligées que nous essayerons de soulager.

Madame de Groben et Albertine ont tenu leur parole. La veuve trouve dans l'exercice de la charité un soulagement à ses peines.

Albertine ne dit rien à sa mère, mais au fond du cœur elle sent encore que la fille d'un espion ne pourra jamais faire assez pour expier le crime paternel.

FIN

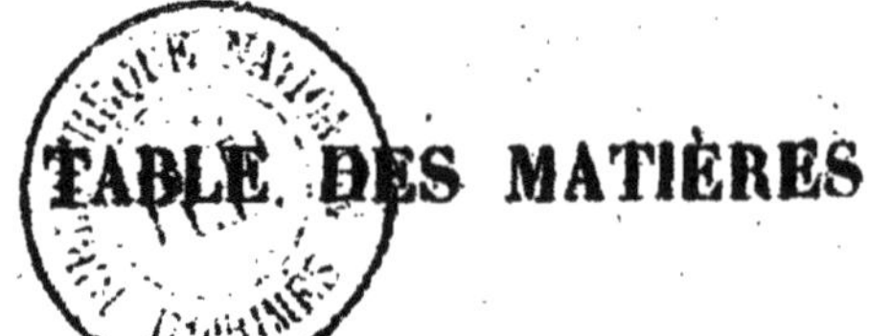

TABLE DES MATIÈRES

PARIS. — IMPRIMERIE DE E. MARTINET, RUE MIGNON, 2.

LIBRAIRIE GERMER BAILLIÈRE

17, RUE DE L'ÉCOLE-DE-MÉDECINE, 17

PARIS

EXTRAIT DU CATALOGUE.

BIBLIOTHÈQUE

DE

PHILOSOPHIE CONTEMPORAINE

Volumes in-18 à 2 fr. 50 c.

Ouvrages publiés.

H. Taine.

LE POSITIVISME ANGLAIS, étude sur Stuart Mill. 1 vol.

L'IDÉALISME ANGLAIS, étude sur Carlyle. 1 vol.

PHILOSOPHIE DE L'ART. 1 vol.

PHILOSOPHIE DE L'ART EN ITALIE. 1 vol.

DE L'IDÉAL DANS L'ART. 1 vol.

PHILOSOPHIE DE L'ART DANS LES PAYS-BAS. 1 vol.

PHILOSOPHIE DE L'ART EN GRÈCE. 1 vol.

Paul Janet.

LE MATÉRIALISME CONTEMPORAIN. Examen du système du docteur Büchner. 1 vol.

LA CRISE PHILOSOPHIQUE. MM. Taine, Renan, Vacherot, Littré. 1 vol.

LE CERVEAU ET LA PENSÉE. 1 vol.

Odysse-Barot.

PHILOSOPHIE DE L'HISTOIRE. 1 vol.

Alaux.

PHILOSOPHIE DE M. COUSIN. 1 vol.

Ad. Franck.

PHILOSOPHIE DU DROIT PÉNAL. 1 vol.

PHILOSOPHIE DU DROIT ECCLÉSIASTIQUE. 1 vol.

LA PHILOSOPHIE MYSTIQUE EN FRANCE AU XVIIIe SIÈCLE (St-Martin et don Pasqualis). 1 vol.

Charles de Rémusat.

PHILOSOPHIE RELIGIEUSE. 1 vol.

Émile Saisset.

L'AME ET LA VIE, suivi d'une étude sur l'Esthétique franç. 1 vol.

CRITIQUE ET HISTOIRE DE LA PHILOSOPHIE (frag. et disc.). 1 vol.

Charles Lévêque.

LE SPIRITUALISME DANS L'ART. 1 vol.

LA SCIENCE DE L'INVISIBLE. Étude de psychologie et de théodicée. 1 vol.

Auguste Laugel.

LES PROBLÈMES DE LA NATURE. 1 vol.

LES PROBLÈMES DE LA VIE. 1 vol.

LES PROBLÈMES DE L'AME. 1 vol.

LA VOIX, L'OREILLE ET LA MUSIQUE. 1 vol.

L'OPTIQUE ET LES ARTS. 1 vol.

Challemel-Lacour.

LA PHILOSOPHIE INDIVIDUALISTE, étude sur Guillaume de Humboldt. 1 vol.

L. Buchner.

SCIENCE ET NATURE, trad. de l'allem. par Aug. Delondre. 2 vol.

Albert Lemoine.

LE VITALISME ET L'ANIMISME DE STAHL. 1 vol.

DE LA PHYSIONOMIE ET DE LA PAROLE. 1 vol.

Milsand.

L'ESTHÉTIQUE ANGLAISE, étude sur John Ruskin. 1 vol.

A. Véra.

ESSAIS DE PHILOSOPHIE HÉGÉLIENNE. 1 vol.

Beaussire.

ANTÉCÉDENTS DE L'HÉGÉLIANISME DANS LA PHILOS. FRANÇ. 1 vol.

Bost.

LE PROTESTANTISME LIBÉRAL. 1 vol.

Francisque Bouillier.

DU PLAISIR ET DE LA DOULEUR. 1 vol.

Ed. Auber.

PHILOSOPHIE DE LA MÉDECINE. 1 vol.

Leblais.

MATÉRIALISME ET SPIRITUALISME, précédé d'une Préface par M. E. Littré. 1 vol.

J. Garnier.

DE LA MORALE DANS L'ANTIQUITÉ, précédé d'une Introduction par M. Prévost-Paradol. 1 vol.

Schœbel.

PHILOSOPHIE DE LA RAISON PURE. 1 vol.

Beauquier.

PHILOSOPH. DE LA MUSIQUE. 1 vol.

Tissandier.

DES SCIENCES OCCULTES ET DU SPIRITISME. 1 vol.

J. Moleschott.

LA CIRCULATION DE LA VIE. Lettres sur la physiologie, en réponse aux Lettres sur la chimie de Liebig, trad. de l'allem. 2 vol.

Ath. Coquerel fils.

ORIGINES ET TRANSFORMATIONS DU CHRISTIANISME. 1 vol.

LA CONSCIENCE ET LA FOI. 1 vol.

HISTOIRE DU CREDO. 1 vol.

Jules Levallois.

DÉISME ET CHRISTIANISME. 1 vol.

Camille Selden.

LA MUSIQUE EN ALLEMAGNE. Étude sur Mendelssohn. 1 vol.

Fontanès.

LE CHRISTIANISME MODERNE. Étude sur Lessing. 1 vol.

Saigey.

LA PHYSIQUE MODERNE. 1 vol.

Mariano.

LA PHILOSOPHIE CONTEMPORAINE EN ITALIE. 1 vol.

Faivre.

DE LA VARIABILITÉ DES ESPÈCES. 1 vol.

Letourneau.

PHYSIOLOGIE DES PASSIONS. 1 vol.

Stuart Mill.

AUGUSTE COMTE ET LA PHILOSOPHIE POSITIVE, trad. de l'angl. 1 vol.

Ernest Bersot.

LIBRE PHILOSOPHIE. 1 vol.

A. Réville.

HISTOIRE DU DOGME DE LA DIVINITÉ DE JÉSUS-CHRIST. 1 vol.

W. de Fonvielle.

L'ASTRONOMIE MODERNE. 1 vol.

C. Coignet.

LA MORALE INDÉPENDANTE. 1 vol.

E. Boutmy.

PHILOSOPHIE DE L'ARCHITECTURE EN GRÈCE. 1 vol.

Ét. Vacherot.

LA SCIENCE ET LA CONSCIENCE. 1 vol.

Herbert Spencer.

CLASSIFICATION DES SCIENCES. (*Sous presse.*) 1 vol.

Ém. de Laveleye.

LES FORMES DE GOUVERNEMENT. (*Sous presse.*) 1 vol.

BIBLIOTHÈQUE DE PHILOSOPHIE CONTEMPORAINE

FORMAT IN-8.

Volumes à 5 fr., 7 fr. 50 c. et 10 fr.

JULES BARNI. **La Morale dans la démocratie.** 1 vol. 5 fr.

AGASSIZ. **De l'Espèce et des Classifications**, traduit de l'anglais par M. Vogeli. 1 vol. in-8. 5 fr.

STUART MILL. **La Philosophie de Hamilton.** 1 fort vol. in-8, traduit de l'anglais par M. Cazelles. 10 fr.

DE QUATREFAGES. **Ch. Darwin et ses précurseurs français.** 1 vol. in-8. 5 fr.

HERBERT-SPENCER. **Les premiers Principes.** 1 fort vol. in-8, traduit de l'anglais par M. Cazelles. 10 fr.

BAIN. **Psychologie.** 2 vol. in-8, trad. de l'anglais par M. Cazelles. (*Sous presse.*)

ÉDITIONS ÉTRANGÈRES.

Éditions anglaises.

AUGUSTE LAUGEL. **The United States during the war.** 1 beau vol. in-8 relié. 7 shill. 6 d.

ALBERT REVILLE. **History of the doctrine of the deity of Jesus-Christ.** 1 vol. 3 sh. 6 p.

H. TAINE. **Italy** (Naples et Rome). 1 beau vol. in-8 relié. 7 sh. 6 d.

H. TAINE. **The Physiology of Art.** 1 vol. in-18, rel. 3 shill.

PAUL JANET. **The Materialism of present day**, translated by prof. Gustave Masson. 1 vol. in-18, rel. 3 shill.

Éditions allemandes.

JULES BARNI. **Napoléon Ier** und sein geschitsschreiber Thiers. 1 vol. in-18. 1 thal.

PAUL JANET. **Der Materialismus unserer Zeit**, übersetzt von Prof. Reichlin-Meldegg mit einem Vorwort von Prof. von Fichte. 1 vol. in-18. 1 thal.

H. TAINE. **Philosophie der Kunst.** 1 vol. in-18. 1 thal.

BIBLIOTHÈQUE D'HISTOIRE CONTEMPORAINE

Volumes in-18, à 3 fr. 50 c.

Cartonnés, 4 fr.

CARLYLE. **Histoire de la Révolution française**, traduit de l'anglais par M. Élias Regnault. — Tome Ier : LA BASTILLE. — Tome II : LA CONSTITUTION. — Tome III et dernier : LA GUILLOTINE.

VICTOR MEUNIER. **Science et Démocratie.** 2 vol.

JULES BARNI. **Histoire des idées morales et politiques en France au XVIIIe siècle.** 2 vol.

JULES BARNI. **Napoléon Ier et son historien M. Thiers.** 1 vol. Édition populaire sous le titre : **Napoléon Ier.** 1 vol. in-18. 1 fr.

AUGUSTE LAUGEL. **Les États-Unis pendant la guerre** (1861-1865). Souvenirs personnels. 1 vol.

DE ROCHAU. **Histoire de la Restauration**, traduit de l'allemand par M. Rosenwald. 1 vol.

EUG. VÉRON. **Histoire de la Prusse** depuis la mort de Frédéric II jusqu'à la bataille de Sadowa. 1 vol.

HILLEBRAND. **La Prusse contemporaine et ses institutions.** 1 vol.

EUG. DESPOIS. **Le Vandalisme révolutionnaire.** Fondations littéraires, scientifiques et artistiques de la Convention. 1 vol.

THACKERAY. **Les quatre George**, trad. de l'anglais par M. Lefoyer, précédé d'une Préface par M. Prévost-Paradol. 1 vol.

BAGEHOT. **La Constitution anglaise**, traduit de l'anglais. 1 vol.

EMILE MONTEGUT. **Les Pays-Bas.** Impressions de voyage et d'art. 1 vol.

ÉMILE BEAUSSIRE. **La guerre étrangère et la guerre civile.** 1 vol.

ÉDOUARD SAYOUS. **Histoire des Hongrois** et de leur littérature politique de 1790 à 1815. 1 vol.

BOERT. **La guerre de 1870-1871 d'après le colonel fédéral suisse Rustow.** 1 vol.

FORMAT IN-8.

SIR G. CORNEWALL LEWIS. **Histoire gouvernementale de l'Angleterre de 1770 jusqu'à 1830**, trad. de l'anglais et précédé de la Vie de l'auteur, par M. MERVOYER. 1 v. 7 fr.

DE SYBEL. **Histoire de l'Europe pendant la Révolution française.**

1869. Tome Ier, 1 vol. in-8, trad. de l'allemand. 7 fr.
1870. Tome II, 1 vol. in-8. 7 fr.

TAXILE DELORD. **Histoire du second Empire**, 1848-1869.

1869. Tome Ier, 1 fort vol. in-8 de 700 pages. 7 fr.
1870. Tome II, 1 fort vol. in-8. 7 fr.

REVUE DES COURS LITTÉRAIRES

Table générale des matières contenues dans la première série (1864-1871).

MORALE

Le devoir, par M. Jules Simon, VI. — Le gouvernement de la vie, par le R. P. Hyacinthe, VII. — Du bonheur et des plaisirs vrais, par M. Ch. Lévêque, I. — Le droit naturel et la famille, par M. Ad. Franck, II. — La société domestique, la société conjugale, le foyer domestique (trois conférences), par le R. P. Hyacinthe, IV. — La famille, par M. Jules Simon, VI. — Les pères et les enfants au XIXe siècle, douze leçons, par M. Legouvé, IV. — Les domestiques d'autrefois et ceux d'aujourd'hui; la présence des filles à la maison, par le même, VI.

Antériorité du droit sur le devoir, par M. l'abbé Loyson, VI. — Les théories morales de l'antiquité, par M. Tissandier, V. — La morale évangélique, par M. l'abbé Loyson, VI. — Les doctrines morales au XVIe siècle, par M. Ernest Bersot, VI. — La morale de Spinoza, par M. Ch. Lemonnier, III. — La morale indépendante, sept leçons, par M. Caro, V. — La morale laïque, par M. Ch. Lévêque, VI. — Le principe humain et le principe divin de la morale, par M. Em. Beaussire, VI.

Le luxe, par M. Batbie, IV. — Même sujet, par M. Horn, V. — Le luxe des vêtements au moyen âge, par M. Baudrillart, VI. — Les femmes et la mode, par madame Sezzi, II. — L'amour platonique, par M. Waddington, VI. — Caton et les dames romaines, par M. Aderer, IV. — Saint Jérôme et les dames romaines, par le même, VI.

L'étroitesse d'esprit, par M. Ath. Coquerel, VII. — L'amour de sa profession, par M. Jules Favre, VI. — L'acteur, le fonctionnaire, le journaliste, par M. Francisque Sarcey, VI.

THÉOLOGIE

Vie de Jésus, par M. de Pressensé, I. — Du témoignage des martyrs en faveur de la divinité de Jésus-Christ, par M. l'abbé Perreyve, I. — Les pères de l'école d'Alexandrie et la papauté primitive, par M. l'abbé Freppel, II. — Du pouvoir direct et indirect de l'Église sur le temporel des rois, par M. l'abbé Méric, VII. — Le protestantisme sous Charles IX, par M. l'abbé Perraud, VII. — Le colloque de Poissy, par le même, VII. — Le système de Herder, par M. l'abbé Dourif, II. — Le déisme, par le R. P. Hyacinthe, II. — Le christianisme de J. J. Rousseau, par M. Fontanès, VII. — La religion progressive, par M. Despois, VII. — L'unité de l'esprit parmi les chrétiens, par M. Fontanès, IV. — Pourquoi la France n'est-elle pas protestante? par M. Ath. Coquerel fils, III. — Des progrès religieux hors du christianisme, par sir John Bowring, III. — Les pro-

PHILOSOPHIE

POLITIQUE

dans la démocratie, par M. Jules Barni, II. — Le respect du droit d'autrui, par M. Beudant, VII. — Principes de la société moderne, par M. Albicini, IV. — De la civilisation, par M. Duveyrier, II. — La vraie et la fausse égalité, par M. Ad. Franck, IV. — De l'union des classes, par M. Paul Janet, V. — La raison d'État, par M. Ferri, II. — La libre conscience, par M. de Pressensé, VII. — Du progrès, par M. Laboulaye, VI. — La révolution pacifique, par M. Saint-Marc Girardin, VII.

Constitution des États-Unis (9 leçons), par M. Laboulaye, I. — Organisation politique de l'Angleterre, par M. Fleury, II. — Une Académie politique sous le cardinal de Fleury, par M. Paul Janet, II. — Louis XV et la diplomatie secrète, par M. Raimbaud, V. — Principes et caractères de la révolution française, par M. Macé, IV. — L'Assemblée constituante : les cahiers de 1789, Déclaration des droits de l'homme, suppression de la féodalité, premier projet de constitution, question du véto, exclusion des ministres de l'Assemblée, réorganisation administrative, loi électorale, suffrage universel, droit de paix et de guerre, serment civique, organisation judiciaire, municipalité de Paris, par M. Laboulaye, VI et VII. — L'esprit de privilége sous la Restauration, par M. Baudrillart, V.

Principaux publicistes : Locke, Montesquieu, madame de Staël, Benjamin Constantin, Royer-Collard, Sismondi, par M. Ad. Franck, I, IV et VI. — Malesherbes, par M. Laboulaye, VII. — L'éloquence politique, par M. Guibal, VI. — Les orateurs de la Constituante, par M. Reynald, VII. — Mirabeau, par M. Laboulaye, V et VI. — Mirabeau et la cour, par M. Reynald, VII. — Les orateurs parlementaires de l'Angleterre, par M. Édouard Hervé, III. — Abraham Lincoln, par M. Aug. Cochin, VI. — Le général Grant, par le même, VII. — Montalembert, par le même, VII.

Wilberforce, par M. Bersier, II. — Les nègres affranchis des États-Unis, par MM. Laboulaye, Leigh, de Pressensé, Sunderland, Coquerel fils, Crémieux, Rosseuw Saint-Hilaire, Th. Monod, II; par MM. Laboulaye, Franck, Albert de Broglie, Chamerovzow, Augustin Cochin, Dhombres, III. — La traite et l'esclavage, par MM. Laboulaye, Augustin Cochin, Horn, Mage, Knox, Beraza, IV. — Les résultats de l'émancipation, par MM. Laboulaye, Garrison, Albert de Broglie, général Dubois, etc, IV.

La guerre, par M. Ath. Coquerel, VI. — La paix et la guerre, par M. Ad. Franck, I. — La paix perpétuelle, par M. Ch. Lemonnier, IV. — La ligue de la paix, par M. Michel Chevalier, VI. — Même sujet, par le R. P. Hyacinthe, VI.

LÉGISLATION.

Introduction générale à l'étude du droit, par M. Beudant, I. — Philosophie du droit civil, par M. Ad. Franck, II. — Cours de droit civil (première année), par M. Valette, I et II. — Du droit de punir, par M. Ortolan, II. — La loi pénale et la science du droit criminel, par M. Mouton, VI. — Le droit pénal et la

Révolution française, par M. Thézard, VI. — Du droit administratif, par M. Batbie, II. — Du droit international, par M. Beltrano, I. — Principes philosophiques du droit public, par M. Franck, III. — La poésie dans le droit, par M. Lederlin, III. — Du caractère français dans ses rapports avec le droit, par M. Thézard, IV.

Les origines celtiques du droit français, par M. de Valroger, I. — La législation criminelle en Angleterre, par M. Laboulaye, I et II. — La liberté de la librairie, par M. Jules Simon, VII.

ÉCONOMIE POLITIQUE

Histoire, but et objet de l'économie politique, par M. Baudrillart, IV. — L'enseignement de l'économie politique, par M. Em. Levasseur, VII. — Rôle de l'économie politique dans les sciences morales, par le même, VI. — Les commencements de l'économie politique dans les écoles du moyen âge, par M. Ch. Jourdain, VI. — Histoire du travail, par M. Frédéric Passy, III. — Les expositions de l'industrie, par M. Em. Levasseur, IV. — L'Exposition de 1867, par M. Audiganne, IV.

QUESTIONS SOCIALES

De l'inégalité des conditions sociales, par M. Jules Favre, VIII. — Horace Mann ou l'égalité d'instruction, par M. Laboulaye, VI. — De l'égalité d'éducation, par M. Jules Ferry, VII. — Le travail des enfants dans les manufactures, par M. Jules Simon, IV. — Le logement de l'ouvrier, par le même, V.

Du droit de tester, par M. Ad. Franck, III. — De l'hérédité, par M. Frédéric Passy, IV.

La famille et l'État, conférence de M. Renan, par M. Beaussire. — Les femmes dans l'État, par M. J. Barni, V. — Du progrès social par l'instruction des femmes, par M. Thévenin, I. — L'instruction des femmes doit-elle être différente de celle des hommes? par miss Becker, VI. — Le droit des femmes en Angleterre, par M. W. de Fonvielle, V. — Idées de Proudhon et de Stuart Mill sur les femmes, par M. Van der Berg, VII. — La femme et la raison, par mademoiselle Deraismes, VI. — Les grandes femmes, par la même, VI. — De l'éducation de la femme, par M. Virchow, III. — De la condition des femmes au XIVe siècle, par M. Aderer, III. — La question des femmes au XVe siècle, par M. Campaux, I. — L'éducation littéraire des femmes au XVIIe siècle, par M. Deltour, II. — L'instruction secondaire des filles et M. l'évêque d'Orléans, par M. Eug. Yung, IV. — La femme au XIXe siècle, par M. Pelletan, VI.

ENSEIGNEMENT

L'enseignement officiel et l'enseignement populaire au moyen âge, par M. Paulin Pâris, II. — Des progrès de l'érudition moderne, par M. Hignard, II. — Des études classiques latines, par M. Tamagni, I. — L'étude de l'histoire, l'éducation oratoire, par M. Carlyle, III. — L'instruction moderne, par M. Stuart Mill, IV. — De l'état actuel de l'Université, par M. Mézières, IV. — De l'enseignement supérieur français, par M. Eugène Véron, II. — Le doctorat ès lettres, par M. Ch. Lévêque, VI. — Les universités anglaises, par M. Challemel-Lacour, II. — Les professeurs des universités allemandes, par M. Élias Regnault, II. — L'enseignement supérieur français et l'enseignement supérieur allemand, par M. H. Heinrich, III. — L'université d'Iéna, par M. Louis Koch, III. — Les programmes des universités allemandes, par M. Louis Leger, VI. — Histoire de l'enseignement de la procédure, par M. Paringault, III. — L'enseignement du droit à Rome, par M. Bremer, VI. — L'enseignement de l'École des chartes, par M. Emile Alglave, II. — Un lycée de filles en Amérique, par M. *Gaidoz*, V. — Le service militaire dans les Universités allemandes, par M. L. Koch, VI.

Conférences et conférenciers, par M. L. Simonin, V. — Les conférences de la rue de la Paix, par M. Eugène Véron, II. — La chaire d'éloquence française à la Sorbonne, par M. Saint-René Taillandier, V. — Eugène Gandar, professeur d'éloquence française, par M. Em. Beaussire, VII. — M. Berger, professeur d'éloquence latine, par M. Martha, VII. — Le cours de M. Jules Barni à Genève, par M. Eugène Despois, III. — Discours d'ouverture de l'Athénée, par M. Eug. Yung, III. — Discours d'ouverture des conférences du boulevard des Capucines, par M. Em. Deschanel, V. — Discours de réouverture des mêmes conférences, par M. Sarcey, V et VI. — Les conférences en Angleterre et en Amérique, par M. Laboulaye, VII.

Les bibliothèques populaires, par M. Jules Simon, II et III; par M. Ed. Charton; par M. Laboulaye, III. — De l'éducation qu'on se donne à soi-même, par M. Laboulaye, III. — Du choix des lectures populaires, par M. Saint-Marc Girardin, III.

De l'avenir de l'instruction populaire, par M. Jules Favre, VI. — L'instruction populaire, par MM. de Pressensé, Royer-Collard et Rosseeuw Saint-Hilaire, IV. — L'instruction primaire en 1867, par M. Guizot, IV. — La vérité sur l'instruction primaire en Prusse, par M. L. Koch, V.

HISTOIRE ANCIENNE

Du rôle de la Grèce dans l'histoire du monde, par M. Gladstone, III. — La cité antique, ouvrage de M. Fustel de Coulanges, par M. Édouard Tournier, V. — Histoire de la civilisation grecque (10 leçons), par M. Alfred Maury, I. — La diplomatie dans l'antiquité, par M. Egger, VI.

État moral des Romains sous la république, sous l'empire (8 leçons), par M. Alfred Maury, I. — Les pauvres dans l'ancienne Rome, par M. Crousié, VI. — Recherches sur la mort de César, par M. Dubois (d'Amiens), V. — La vie privée de l'empereur Auguste, par le même, VI. — Auguste, son siècle, sa famille, ses amis (6 leçons), par M. Beulé, IV. — Les successeurs d'Auguste, Tibère, Caligula (7 leçons), par le même, V. — Le testament politique d'Auguste, par M. Abel Desjardins, III. — Le portrait de Néron, par M. Beulé, VI. — L'impératrice Faustine, femme de Marc-Aurèle, par M. Ernest Renan, IV. — L'impérialisme romain, par M. Seeley, VII. — Les libertés municipales dans l'empire romain, par M. de Valroger, II. — La société romaine du temps des premiers empereurs comparée à la société française de l'ancien régime, par M. A. Maury, II. — La vie épicurienne des Romains sous l'empire, par M. Gebhart, VI. — Le paganisme au temps de Plutarque, par M. Egger, II. — L'organisation du travail dans l'empire romain, par M. Lacroix, VII. — L'Afrique au temps de Tertullien, par l'abbé Freppel, I. — Le monde romain et les barbares, par M. A. Geoffroy, II.

HISTOIRE DU MOYEN AGE

Origines du peuple français, par M. Henri Martin, VII. — De l'origine des monuments appelés celtiques, par le même, IV. — Les Bretons d'Angleterre et les Bretons de France, par M. de la Villemarqué, IV. — Charlemagne économiste, par M. Abel Desjardins, IV. — Charlemagne et Alcuin, par le même, IV. — La théorie féodale, par M. Paulin Pâris, II. — De l'état social au moyen âge d'après les archives des couvents, par M. Vallet de Viriville, I. — La poésie et la vie réelle au moyen âge, par M. Gebhart, VII. — La reconnaissance des peuples sauvés, épisode de l'histoire de Venise et du Bas-Empire, par M. J. Armingaud, V. — Une année de la guerre de Cent ans, par M. Berlioux, II. — L'Italie au moyen âge, par M. Huillard-Bréholles, VI. — Relations de la France avec l'Italie au XVIe siècle, par M. Wallon, I et II. — Lucrèce Borgia, par M. Philarète Chasles. VII. — François Ier et Marguerite de Navarre, par M. Zeller, V. — La Réforme, par M. Bancel, I. — De l'histoire du protestantisme français, par M. Guizot, III.

HISTOIRE MODERNE

L'Allemagne pendant la guerre de Trente ans, par M. Bossert, IV. — Mazarin, par M. Wolowski, IV. — Le procès de Fouquet, par M. Maze, V. — Vauban, par M. Baudrillart, IV. — Les colonies françaises sous Louis XIV, par M. Jules Duval, VI. — De la civilisation en France et en Angleterre depuis le XVIIe siècle jusqu'à nos jours (20 leçons), par M. Alfred Maury, III et IV. — L'Allemagne depuis le traité de Westphalie (8 leçons), par le même, V. — La France au XVIIIe siècle (8 leçons), par le même, V. — Frédéric le Grand et sa politique, par M. Ed. Sayous, II. — Catherine II et sa cour, par M. Schnitzler, II. — Même sujet, par M. Blanchet, VI. — Voyage de Joseph II à la cour de Marie-Antoinette, par le même, III. — Les quatre George, par Thackeray, V. — De l'administration française sous Louis XVI, tableau des institutions et des idées de l'ancien régime (52 leçons), par M. Laboulaye, II, III et IV. — Les approches de la révolution (1787-1789, 10 leçons), par le même, V. — Fondation des États-Unis, rôle de la France, par M. Maze, VI. — L'Assemblée constituante : les élections de 1789, ouverture des états généraux, Mirabeau journaliste, serment du Jeu de paume, séance du 23 juin, réunion des ordres, prise de la Bastille, les massacres, assassinat de Foulon et Berthier, la nuit du 4 août, les 5 et 6 octobre, destruction des parlements, confiscation des biens du clergé, les assignats, la liste civile, la constitution civile du clergé, Camille Desmoulins et Marat, les Suisses de Châteauvieux, par M. Laboulaye, VI et VII. — La guillotine et la révolution française, par M. Dubois (d'Amiens), III. — Le vandalisme révolutionnaire, ouvrage de M. Despois, par M. Eug. Véron, V. — Les assignats, par M. Émile Levasseur, III. — Du sentiment religieux dans la révolution française, par M. de Pressensé, II. — Le premier consul, par M. Jules Barni, VI. — Napoléon Ier et son historien M. Thiers, par M. Despois, VII. — Waterloo, par M. Chesnc., VI. — Les alliés à Paris en 1814 et 1815, par M. Léon Say, V. — Épisodes de la guerre des États-Unis (1861 à 1865), par M. Auguste Laugel, II. — Les provinces rhénanes, par M. de Sybel, VI. — Les frontières naturelles de la France, par M. Himly, IV.

Formation territoriale de la Prusse ; part de la France dans sa première grandeur ; la Prusse sous le *roi sergent;* opinion de Frédéric II sur nos frontières du Rhin ; le fusil de Molwitz ; alliances de la France avec la Prusse ; la guerre de Sept ans ; les Russes en Pologne ; la diplomatie prussienne et la Révolution française ; la Prusse et Napoléon Ier, par M. Combes, VII.

LITTÉRATURE GÉNÉRALE

De l'influence des mœurs publiques sur la littérature, par M. Jules Favre, VI. — La prose, la poésie, par M. Paul Albert, V. — L'éloquence religieuse, le roman, les épopées et le théâtre au moyen âge, par le même, VII. — Le diable au point de vue poétique, par M. Büchner, VI. — Les contes de fées, par M. de Tréverret, V. — L'art théâtral, par M. Ad. Crémieux, VI. — Historiens anciens et modernes, par M. Benlœw, V. — De la loi de réaction dans l'histoire et les lettres, par le même, V. — Développement de la critique et du droit d'examen dans l'Europe contemporaine, par M. Philarète Chasles, V.

LITTÉRATURE GRECQUE

Coup d'œil sur l'histoire de la langue grecque, par M. Egger, IV. — Homère, par M. Spielhagen, III. — Même sujet, par M. Jules Girard, VI. — Les poëmes homériques, par M. Hignard, III. — La famille dans Homère, par M. Moy, VI. — La poésie épique, par M. Steinthal, III. — La parole et l'écriture chez les Grecs, par M. Curtius, II. — Némésis, ou la jalousie des dieux, thèse de M. Édouard Tournier, par M. H. Weil, II. — De la langue et de la nationalité grecques, Hésiode, les poëtes cycliques, origine de la prose, la science historique chez les Grecs, les prédécesseurs d'Hérodote, Thucydide, Xénophon, Plutarque (10 leçons), par M. Egger, I et II. — Le siècle de Périclès, par le même, III. — Le drame et l'État chez les Athéniens, par M. Émile Burnouf, III. — Moralité des légendes dramatiques de la Grèce, par M. Egger, VII. — La tradition classique dans la pastorale et l'apologue, par le même, VI. — La littérature à Athènes pendant les guerres, par le même, VII. — Valeur historique des discours de Thucydide, par M. J. Denis, II. — Pausanias, par M. Bétant, II. — La littérature grecque au temps d'Alexandre et de ses successeurs, par M. Egger, IV. — La littérature grecque et la littérature latine comparées, par M. Havet, III. — Épictète, par le même, VI. — M. Hase et les savants grecs émigrés à Paris sous le premier empire et sous la restauration, par M. Brunet de Presle, II. — Le grec moderne, par M. Egger, II; par Brunet de Presle, III. — Influence du génie grec sur le génie français (4 leçons), par Egger, V. — Influence du génie grec au XIXe siècle, par le même, VI. — Intérêt moderne de la littérature grecque, par M. Matheew Arnold, VI.

LITTÉRATURE LATINE

Térence, par M. Talbot, III. — Lucrèce et Catulle, par M. Patin, II. — Lucrèce, par M. Despois, VII. — La poésie rustique, par M. Martha, III. — Cicéron et ses amis, par M. Eugène Despois, III. — Cicéron après le passage du Rubicon, par M. Berger, I. — Étude de la société romaine d'après les plaidoyers de Cicéron; un gouvernement de province au temps de Verrès, par M. Havet, I. — Lettres de Brutus et de Cicéron, par le même, VII. — L'acteur Roscius, par M. Hermann Göll, VII. — Les mémoires à Rome avant César, par M. Berger, VI. — L'*Énéide*, par M. Jules Girard, VII. — L'éloquence au temps d'Auguste, par M. Berger, II. — Le procès de la littérature du siècle d'Auguste, par M. Beulé, IV. — Tacite, par M. Havet, I. — Juvénal et ses œuvres, le turbot de Domitien, par M. Martha, I. — Juvénal et son temps, par M. Gaston Boissier, III. — Juvénal et ses satires, par M. Despois, VII. — L'empire et l'état des esprits à l'époque d'Adrien, par M. Berger, III. — La jeunesse de Marc-Aurèle, Fronton historien, par M. Berger, III. — La littérature latine de Tacite à Tertullien, par M. Havet, IV.

LITTÉRATURE FRANÇAISE

Origines de la littérature française, par M. Gaston Pâris, IV. — Le génie de la Bretagne, par M. Félix Frank, III. — Les romans de la Table-Ronde, par M. Paulin Pâris, I. — La chanson de Roncevaux, par M. A. Viguier, II. — De la poésie provençale, par M. Paul Meyer, II. — Ronsard, par M. Lenient, VII. — La seconde renaissance française, par le même, VII. — Jeunesse de Montaigne; idées de Montaigne sur les lois de son temps, par M. Guillaume Guizot, III. — Histoire du théâtre en France, par M. Thévenin, I. — Les Mémoires de Sully, par M. Lavisse, VI. — Vie et œuvres de Mézeray, par M. Patin, III. — Rotrou, par M. Saint-René Taillandier, I. — Hommes de robe au XVIIe siècle, par M. Gidel, V. — Gazettes et journaux au XVIIe siècle, par le même, VI. — Les gens de province au XVIIe siècle, par le même, VII. — Bourgeois et gentilshommes au XVIIe siècle, par le même, IV. — Une visite à Port-Royal, par M. Lenient, V. — Bourdaloue, la politique chrétienne, par M. J. J. Weiss, III. — Rieurs mélancoliques : Villon, Scarron, Molière, par M. Talbot, V. — Molière et ses prédécesseurs du XVIe siècle, par M. Bocher, VI. — Molière et l'en-cas de nuit, par M. Despois, VII. — Molière, conférence de M. Deschanel, IV. — Molière, par M. Marc Monnier, IV. — Les femmes dans Molière, par M. Aderer, II. — La Fontaine et ses fables, par M. Saint-Marc Girardin, I. — La Fontaine et ses critiques, par M. J. Claretie, I. — La satire dans les fables de la Fontaine, par M. Crouslé, V. — Les faux autographes de madame de Maintenon, par M. Grimblot, IV. — Saint-Simon, par M. Deschanel, I. — La littérature d'une génération (1720-1750), par M. Étienne, VII. — Du rôle des gens de lettres au XVIIIe siècle, par M. Paul Albert, III. — Montesquieu, par M. Gandar, II. — J. J. Rousseau et les encyclopédistes, par M. Paul Albert, III. — J. J. Rousseau, par M. Gidel, V. — La jeunesse de Diderot et de Rousseau, par M. Gandar, V. — Grimm et Diderot, par M. Reynald, VI. — Voltaire (7 leçons), par M. Saint-Marc Girardin, V. — Les correspondants de Voltaire, Bolingbroke, par M. Reynald, V. — La statue de Voltaire, conférence de M. Deschanel, IV. — Influence des salons sur la littérature au XVIIIe siècle, par M. de Loménie, I. — Fontenelle et les salons au XVIIIe siècle, par M. Hippeau, II. — Un épisode de l'histoire de la censure au XVIIIe siècle, par M. Hauréau, V. — Le marquis de Mirabeau, par M. L. de Lavergne, V. — Le marquis d'Argenson, par M. Em. Levasseur, V. — La comédie après Molière, par M. Lenient, IV. — Regnard, par M. Ordinaire, VII. — Les valets dans la comédie, par M. Gaucher, III. — La comédie et les mœurs au XVIIIe siècle, par M. Ch. Gidel, III. — Le décor au théâtre, par M. Talbot, IV. — Le théâtre de Favart; Piron et Gresset, par M. J. J. Weiss, II. — Bailly et l'*Abbé de l'Épée*, par M. Legouvé, VII. — La tragédie de *Médée*, par le même, VII. — Lekain, Talma, mademoiselle Rachel, par M. Samson, III. — De la convention au théâtre, les pièces de M. Alexandre Dumas fils, le théâtre de M. Émile Augier, les pièces nouvelles, etc., conférences de M. Francisque Sarcey, IV. — Le théâtre de George Sand, par M. C. de Chancel, II. — Le théâtre de M. Émile Augier, par le même, III. — L'homme et l'argent dans la comédie et dans l'histoire, par M. Conus, V. — Comparaison entre Henri Heine et Alfred de Musset, par M. William Reymond, III. — La poésie, la musique et l'art dans la Provence moderne, par M. Philarète Chasles, I. — Les lettres et la liberté, ouvrage de M. Despois, par M. Eug. Véron, III. — Alfred de Vigny, par M. L. de Ratisbonne, VI. — Sainte-Beuve, par M. Gaston Boissier, VII. — De l'état actuel de la littérature française, par M. S. de Sacy, V.

LITTÉRATURES ITALIENNE ET ESPAGNOLE

Dante et ses œuvres, par M. Mézières, II. — De l'apostolat de Dante, par M. Hillebrand, II. — Dante poëte lyrique, la *Divine comédie*, par M. Bergmann, III. — Dante considéré comme citoyen, par M. Gebhardt, III. — De la renaissance en Italie, par le même, III. — Le théâtre italien au xve siècle, par M. Hillebrand, V. — Pétrarque, ouvrage de M. Mézières, par M. Em. Beaussire, V. — Pétrarque historien de César, par M. Berger, VI. — La correspondance du Tasse, par M. Reynald, IV. — Décadence et renaissance des lettres en Italie, par le même, IV. — Florence et le génie italien, par le même, IV. — Machiavel, par M. Twesten, V. — Cervantès, par M. Émile Chasles, II. — Don Quichotte, par Reynald, II. — Comparaison des théâtres de l'Espagne et de l'Angleterre, par Büchner, VII.

LITTÉRATURE ANGLAISE

Hamlet, par M. Mayow, V. — Schakspeare poëte comique, par M. de Tréverret, VII. — L'esprit humoriste, par M. Gebhart, IV. — Les autobiographes et les voyageurs anglais, par M. Philarète Chasles, I. — Les romanciers et les journalistes anglais, par M. Mézières, I. — Naissance de la presse en Angleterre, par le même, VII. — Les moralistes anglais au xviiie siècle, par M. Reynald, II. — Gulliver, par le même, III. — Tom Jones, par M. Hillebrand, III. — Robinson Crusoé, par le même, III. — Saint-Évremond et Hortense Mazarin à Londres, par M. Ch. Gidel, IV. — La féerie en Angleterre, par M. Nord-Peath, II. — Les chants de l'Irlande rebelle, par M. Gaidoz, V. — Les romans de Ch. Dickens, par M. J. Gourdault, II. — Charles Dickens, par M. Büchner, VII.

LITTÉRATURE ALLEMANDE

Hans Sachs, poëte allemand du xvie siècle, par M. Léon Boré, III. — La Réforme et la Renaissance en Allemagne, par M. Gebhart, VI. — L'esprit théologique et l'esprit littéraire en Allemagne, par M. Bossert, VII. — Influence du *Laocoon* de Lessing sur la littérature, par M. Gümlich, III. — Rôle littéraire de Lessing, par M. Grücker, V. — La jeune Allemagne de 1775, par M. Hillebrand, IV. — Un humoriste allemand, par M. Dietz, V. — La vie d'Alexandre de Humboldt, par Dowe, VII. — Le roman populaire dans l'Allemagne contemporaine, par Dietz, V et VII. — Le mouvement littéraire en Allemagne, par le même, VI.

LITTÉRATURES SLAVES

ÉTUDES ORIENTALES

PHILOLOGIE COMPARÉE

ARCHÉOLOGIE

à Rome depuis dix ans (11 leçons), par le même, III et IV. — Les fouilles du Palatin, par M. Félix Frank, III. — Une nouvelle Alesia découverte en Savoie, par le même, III. — Nouvelle étude sur les camps romains, par M. Heuzey, III. — Antiquités du Mexique et de l'Amérique centrale, par M. l'abbé Brasseur de Bourbourg, I.

BEAUX-ARTS

L'œuvre d'art, par M. Taine, II. — L'idéal dans l'art, par le même, IV. — Des portraits historiques, par M. Georges Scharf, III. — De l'ornementation et du style, par M. Semper, II. — De l'architecture dans ses rapports avec l'histoire, par M. Viollet-le-Duc, IV. — L'esthétique des lignes, par M. Charles Blanc, VI. — Philosophie de la musique, par M. Ch. Beauquier, II.

L'art indien, égyptien, grec, romain, gréco-romain (6 leçons), par M. Viollet-le-Duc, I. — Le paysage en Grèce, par M. Heuzey, II. — De l'intérêt que les sujets tirés de l'histoire grecque offrent aux artistes, par le même, I. — État des esprits et des caractères en Italie au début du XVIe siècle, philosophie de l'art en Italie (3 leçons), par M. Taine, III. — Léonard de Vinci, par le même, II. — Titien, par le même, IV. — La peinture dans les Pays-Bas, par le même, V. — La peinture flamande ancienne et moderne, par M. Potvin, II. — La peinture en Allemagne au temps de la Réforme, par M. Woltmann, V. — Bernard Palissy, par M. Audiat, II. — Watteau, par M. Léon Dumont, III. — Delacroix et ses œuvres, par M. Alexandre Dumas, II. — Histoire de la musique aux XVIIIe et XIXe siècles, par M. Debriges, I. — Histoire de la musique, par M. Helmholtz, V.

GÉOGRAPHIE

Géographie de la Gaule, par M. Bourquelot, I. — Histoire des découvertes géographiques au XIXe siècle, par M. Himly, I. — Les États slaves et scandinaves, par le même, II. — Le premier âge des colonies françaises, par M. Jules Duval, V. — La nouvelle Calédonie, par M. Jules Garnier, V. — L'Afrique ancienne et moderne, par M. Himly, V. — Les découvertes récentes dans l'Afrique centrale, par Levasseur, II. — L'Abyssinie, par sir S. Baker, V. — L'Algérie et les colonies françaises, par J. Duval, I.

VOYAGES

Les voyages et la science, par M. Pingaud, VII. — Une visite à Patmos, par M. Petit de Julleville, IV. — Un voyage au Parnasse, par le même, VI. — Les sources du Nil, par sir Samuel Baker, III. — Le Nil, par le même, IV. — Les populations du Nil blanc, un voyage aux sources du Nil, l'Abyssinie, par M. Guillaume Lejean, II. — Le docteur Barth, Livingstone, par M. Jules Duval, IV. — L'Afrique et l'esclavage, par M. Ernest Morin, II. — De Mogador à Maroc, par M. Beaumier, V. —

NÉCROLOGIE

VARIÉTÉS

GUERRE DE 1870. — SIÉGE DE PARIS

(Voir le volume de la septième année.)

REVUE DES COURS SCIENTIFIQUES

Table des matières contenues dans la première série 1864-1871.

PHILOSOPHIE DES SCIENCES

ORGANISATION SCIENTIFIQUE

Feltz, VI. — Les universités italiennes, par Matteucci, IV. — Les musées scientifiques en Angleterre, par Lorain, VI.

Les laboratoires en France. — Le budget de la science en France, par Pasteur, V. — Utilité d'un laboratoire public de chimie, par Fremy, I. — Le laboratoire de physique de la Sorbonne, par Delestrée, IV. — Études géologiques pratiques à Paris en 1869, par Ed. Hebert, VI. — L'art d'expérimenter ; histoire des laboratoires, par Cl. Bernard, VI. — L'organisation scientifique de la France par H. Sainte-Claire Deville, Bouley, de Quatrefages, Dumas, Morin, VII.

Établissements d'enseignement. — L'agronomie au Muséum d'histoire naturelle de Paris en 1869, par Em. Alglave, VI. — La Faculté de médecine et l'École de pharmacie de Paris, par Ém. Alglave, VII. — L'instruction primaire en France, par Bienaymé, VI.

Observatoires. — L'observatoire de Paris, par Le Verrier, V. — Observatoire météorologique de Montsouris, par Ch. Sainte-Claire Deville, VI. — Bureau météorologique d'Angleterre, par Robert H. Scott, VI. — Programme météorologique, par Dollfus-Ansset, VI.

ASTRONOMIE

Généralités. — La constitution de l'univers, par Delaunay, V. — L'éther remplissant l'espace, par Balfour Stewart, III. — Étude spectroscopique des corps célestes, cours par W. A. Miller, V. — La pluralité des mondes, par Babinet, IV. — Astronomie moderne, constitution physique du soleil, par Le Verrier, I.

Le télescope, par Pritchard, IV. — Le sidérostat, par Laussedat, V. — L'Observatoire de Paris en 1866, par Le Verrier, V. — Les travaux récents en astronomie (1866-67), par von Madler, V.

Le soleil. Les éclipses. — Le soleil étoile variable, par Balfour Stewart, IV. — Parallaxe du soleil, par Le Verrier et Delaunay, V. — Constitution physique du soleil, par Faye, II. — Chaleur du soleil, par W. Thomson, VI. — Constitution physique du soleil, découvertes récentes par le spectroscope, par J. Normann Lockyer, VI.

Éclipses de soleil, par Laussedat, III. — L'éclipse totale de soleil du 18 août 1868, par Le Verrier et Faye, V. — L'éclipse totale du 18 août 1868 et la constitution physique du soleil, par C. Wolf, VI. — Protubérances solaires pendant l'éclipse du 7 août 1869, par W. Harkness et G. Rayet, VII.

Les étoiles. — Les soleils ou les étoiles fixes, par le P. Secchi, V. — Mouvements propres des étoiles et du soleil, par C. Wolf, III. — La scintillation des étoiles, par Montigny, V. — Étoiles variables périodiques et nouvelles, par Faye, III. — Une étoile variable, par Hind, III. — Le Scorpion, par W. de Fonvielle, V. — Nébuleuses, par Briot, II. — Le groupement des étoiles, les tourbillons et les nuages stellaires, VII.

Les étoiles filantes. — Les pierres qui tombent du ciel, par Stan. Meunier, IV. — Étoiles filantes en 1865-1866 ; origine cosmique, par A. S. Herschel, III. — Étoiles filantes en 1866-1867 ; rapport avec la lumière zodiacale ; étoiles du 10 août 1867 ; nouvelle méthode d'observation, par A. S. Herschel, IV. — Étoiles filantes, par A. Newton, Schiaparelli, de Fonvielle, IV.

La lune. — La lune et la détermination des longitudes, par Delaunay, IV. — Chaleur dans la lune, par Harrison, III.

Les comètes. — Comètes, par Briot, III. — Constitution physique des comètes, par Huggins, V. — Figure des comètes, par Faye, VII.

La terre. — La figure de la terre, par C. Wolf, VII. — Ralentissement de la rotation de la terre, par Delaunay, III. — Age et ralentissement de la rotation de la terre, par W. Thomson, VI. — Eloge historique de Puissant, par Elie de Beaumont, VI.

PHYSIQUE

Philosophie physique. — Voyez PHILOSOPHIE DES SCIENCES.

Etats de la matière. Forces moléculaires. — Divers états de la matière, par Jamin, I. — Conversion des liquides en vapeurs, par Boutan, II. — Les dissociations ; les densités de vapeurs, par Henri Sainte-Claire Deville, II. — Continuité des états liquides et gazeux, par Th. Andrews, VII.

Mélange des gaz ; atmolyse ; forces physiques dans la vie organique et inorgan., par Becquerel, II et III. — Mouvements vibratoires dans l'écoulement des gaz et des liquides, par Maurat, VI.

Air. Aérostation. — L'air et son rôle dans la nature, par A. Riche, III. — Aérostats, par Barral, I. — Navigation aérienne, par Simonin, IV. — Vol dans ses rapports avec l'aéronautique, par J. B. Pettigrew, IV. — Voyez MÉTÉOROLOGIE.

Eau. Glace. Glaciers. — Rôle de l'eau dans la nature, par Riche, III. — La glace, par Bertin, III. — Les glaciers, par Helmholtz et Tyndall, III ; — par L. Agassiz, IV. — La descente des glaciers, par H. Mosely, VII. — Phénomènes glaciaires, par Contejean, IV. — Période glaciaire, par Babinet, IV.

Acoustique. — Le son, par A. Cazin, III. — Les sons musicaux, par Lissajous, II. — Causes physiologiques de l'harmonie musicale, par Helmholtz, IV. — Vibration des cordes ; flammes sonores et sensibles ; influence du magnétisme et du son sur la lumière et du son sur les veines liquides, par J. Tyndall, V. — Son, par J. Tyndall, VI. — Timbre des sons, par Terquem, VI.

Chaleur. — Le chaud et le froid, par A. Riche, V. — Chaleur de la flamme oxyhydrogène, par W. Odling, V. — Radiation solaire, par Lissajous, III. — Chaleur comparée à la lumière et au son, par Clausius, III. — Chaleur rayonnante, par J. Tyndall, III. — La chaleur rayonnante, par Desains, V. — La température dans les profondeurs de la mer, par W. B. Carpenter, VI.

Théorie dynamique de la chaleur en physique, chimie, astronomie et physiologie, par Matteucci, III. — La seconde loi de la théorie mécanique de la chaleur, par Clausius, V. — Effets mécaniques de la chaleur ; sources de chaleur ; progrès récents de la thermodynamique, par Cazin, II et IV. — Mécanique de la

MÉTÉOROLOGIE

GÉOGRAPHIE PHYSIQUE — VOYAGES

CHIMIE

H. Sainte-Claire Deville, II. — L'aluminium, par le même, I. — Cæsium, rubidium, indium, thallium, par Lamy, V. — L'hydrogénium, par Th. Graham, VII. — Le vanadium et ses composés, par Roscoë, VI. — Les alliages et leurs usages, par Matthiessen, V. — Cyanures doubles du manganèse et du colbalt, par Descamps, V. — Nouveaux fluosels et leurs usages, par Nicklès, V.

Chimie organique. — Méthodes générales en chimie organique, par Berthelot, IV. — Rôle de la chaleur dans la formation des combinaisons organiques, cours par Berthelot, II. — Histoire des alcools et des éthers, par Berthelot, II. — Ammoniaques composées ; nouvelles matières colorantes, par A. W. Perkins, VII. — Composés organiques du silicium, par Friedel, V. — Sulfocyanures des radicaux organiques, par Henry, V. — Une nouvelle classe de sels ; l'acide hypochloreux en chimie organique, par Schutzenberger, V. — Les éthers cyaniques, par Cloëz, III. — Chimie organique, par Würtz, II. — Série aromatique, par Bourgoin, III.

Chimie physiologique. — Action de l'oxygène sur le sang, par Schönbein, II. — Des fermentations, rôle des êtres microscopiques dans la nature, par Pasteur, II. — Existence dans les tissus des animaux d'une substance fluorescente analogue à la quinine, par Bence Jones, III. — Circulation chimique dans les corps vivants, par Bence Jones, VI. — Études de L. Pasteur sur la maladie des vers à soie, par Duclaux, VII.

Histoire. — Les travaux chimiques en Allemagne en 1869, par A. Kékulé, VII. — Scheele ; un laboratoire de chimie au XVIIIe siècle, par Troost, III. — Éloge historique de Pelouze, par Dumas, VII. — Le laboratoire de chimie de la Faculté de médecine de Paris en 1867, par Würtz, V.

GÉOLOGIE — MINÉRALOGIE

Origine et avenir de la terre, par ontejean, III. — Théorie de la terre de Hutton, par Christison, VI. — Les temps géologiques ; âge et chaleur centrale de la terre, par W. Thomson, VI. — Chaleur centrale de la terre, par Raillard, V. — Périodes géologiques, par Wallace, III.

Formation de la croûte solide du globe, par Ed. Hébert, I. — Oscillations de l'écorce terrestre pendant les époques quaternaire et moderne, par Ed. Hébert, III.

Les montagnes, par Lory, V. — Le réseau pentagonal, par Élie de Beaumont, VI. — La géographie et la géologie, par R. I. Murchison, VII. — Transports diluviens dans les vallées du Rhin et de la Saône, par Fournet, V. — Voyez PHYSIQUE (*Glaciers*).

Géologie du bassin de Paris, par A. Gaudry, III. — Géologie de l'Auvergne, par Lecoq, II. — L'Alsace pendant la période tertiaire, par Delbos, VII. — Les pays électriques, par Fournet, V. — Théorie des micaschistes et des gneiss, par Fournet, IV.

Volcans. Tremblements de terre. — Les volcans et les tremblements de terre, par T. Sterry Hunt, VI. — Phénomènes chimiques des volcans; causes des éruptions, par Fouqué, III. — Siége probable de l'action volcanique, par T. Sterry Hunt, VII. — Volcans du centre de la France, par Lecoq, III. — Volcans de boue; gisements de pétrole en Crimée, par Ansted, III. — Éruption du Vésuve, par Palmieri et Mauget, V. — Éruption d'une île volcanique, par Fouqué, III. — Éruptions sous-marines des Açores, par Fouqué, V. — Le tremblement de terre d'août 1868 dans la Sud-Amérique, par Cl. Gay, VI.

Histoire. — Histoire de la géologie, par Ed. Hébert, II. — Histoire de la minéralogie, par Daubrée, II. — Les questions récentes en géologie, par Ch. Lyell, I.

PALÉONTOLOGIE

Développement chronologique et progressif des êtres organisés, par d'Archiac, V. — La faune quaternaire, cours par d'Archiac, I. — La caverne de Kent, par Pengelly, III. — La théorie de l'évolution et la détermination des terrains; les migrations animales aux époques géologiques, par A. Gaudry, VII. — Les organismes microscopiques en géologie, par Delbos, V. — Un morceau de craie, par Th. H. Huxley, V.

Histoire. — Histoire de la paléontologie, par A. Gaudry, VI. — La paléontologie de 1862 à 1870; la doctrine de l'évolution, par Th. H. Huxley, VII.

BOTANIQUE

Anatomie. Physiologie. — Organographie végétale, cours par Chatin, I et II. — Développement des végétaux, racines, par Baillon, I. — Respiration des plantes aquatiques, par Van Tieghem, V. — Action de la vapeur de mercure sur les plantes, par Boussingault, IV. — Tendances des végétaux; action de la chaleur sur les plantes, par Duchartre, VI. — Végétation du printemps, par Lecoq, II. — Végétation pyrénéenne, par Jaubert, V.

L'individu. L'espèce. — L'individualité dans la nature au point de vue du règne végétal, par Nægeli, II. — Métissage et hybridation chez les végétaux, par de Quatrefages, VI. — La primevère de Chine et ses variations par la culture, par E. Faivre, VI.

Cryptogames. — Reproduction chez les cryptogames, par Brongniart, V. — Les algues, par Brongniart, V. — Les champignons, par Tulasne, V. — Champignons, cours par A. Brongniart, VI.

Paléontologie végétale. — Les flores de l'ancien monde, d'après les travaux de Schimper, par Ch. Grad, VII. — La végétation primitive, par J. Dawson, VII. — La végétation à l'époque houillère, par Bureau, IV. — Les forêts cryptogamiques de la période houillère, par W. Carruthers, VII.

Histoire. Bibliographie. — Les travaux botaniques de 1866 à 1870, par G. Bentham, VII. — Congrès international de Paris en 1867, par E. Fournier, IV. — Histoire des plantes de Baillon, VII. — Paléontologie végétale de Schimper, par A. Brongniart, VII.

AGRICULTURE

Chimie agricole. — Géologie et chimie agricoles, cours par Boussingault, I et III. — Physique végétale, cours par Georges Ville, II et III. — L'agriculture et la chimie, par Isid. Pierre, V. — La production végétale, assimilation par les plantes de leurs éléments constitutifs; les engrais chimiques et le fumier, cours par G. Ville, V. — Assimilation des éléments qui composent les plantes, par Isid. Pierre, VI.

Économie et génie agricoles. — Situation actuelle (1866) de l'agriculture, par Barral, III — La crise agricole, par G. Ville, III. — L'agriculture par la science et par le crédit, par G. Ville, VI. — Travaux agricoles en France, par Hervé Mangon, I.

Céréales. — Verse des céréales par Isid. Pierre, VI. — Les parasites des céréales; l'ergot du seigle, par E. Fournier, VII.

Cultures spéciales. — Rapports de la botanique et de l'horticulture par A. de Candolle, III. — La séricicultnre dans l'Inde, par Simmonds, VI.

ZOOLOGIE

Origine de la vie. Génération spontanée. — Origine des êtres organisés, par A. Müller, IV. — Les générations spontanées, par Milne Edwards, I; — par Coste, I; — par Pasteur, I; — par Pouchet, I; — par N. Joly, II. — Le rapport à l'Académie sur les générations spontanées, II.

Origine des espèces. — Théorie de l'espèce en géologie et en botanique, avec ses applications à l'espèce et aux races humaines, cours par de Quatrefages, V et VI. — Le transformisme, par Broca, VII. — Division des êtres organisés en espèces, par A. Müller, IV. — Métissage et hybridation, par de Quatrefages, VI. — Influence des milieux sur la variabilité des espèces, par Faivre, V. — La théorie de l'évolution; animaux intermédiaires entre les oiseaux et les reptiles, par Th. H. Huxley, V. — Ch. Darwin à l'Académie des sciences de Paris, VII. — Les travaux de Ch. Darwin, par H. Milne Edwards, VII. — L'origine des espèces, par A. R. Wallace, VII. — Voyez Anthropologie.

Zoologie biologique. — Point de vue biologique dans l'étude des êtres vivants, par A. Moreau, III. — Les animaux inférieurs; la physiologie générale et le principe vital, par P. Bert, VI. — Le commensalisme dans le règne animal, par P. J. van Beneden, VII. — La vie animale dans les profondeurs de la mer, par W. B. Carpenter, VI et VII. — Le fond de l'Atlantique, faune et conditions biologiques, par L. Agassiz, VII.

Morphologie générale. — Principes rationnels de la classification zoologique; les espèces; ordre d'apparition des caractères zoologiques pendant la vie embryonnaire, par L. Agassiz, VI. — Rapports fondamentaux des animaux entre eux et avec le monde ambiant, au point de vue de leur origine, de leur distribution géographique et de la base du système naturel en

ANTHROPOLOGIE

ANATOMIE — HISTOLOGIE

PHYSIOLOGIE

inconsciente du cerveau, par Carpenter, V. — Relation entre l'activité cérébrale et la composition des urines, par Byasson, V. — Ablation du cerveau chez les pigeons, par Voit, VI. — Les alcaloïdes de l'opium, cours par Cl. Bernard, VI.

Les sens. — Théorie de la vision, cours par H. Helmholtz, VI. — L'œil, par Mansart, IV. — La vision binoculaire, par Giraud-Teulon, V. — Fonction collective des deux organes de l'ouïe, par Plateau, V.

Le système nerveux. — L'élément nerveux et ses fonctions; les actions réflexes, cours par Cl. Bernard, I et II. — Le système nerveux, par P. Bert, III. — Fonctions du système nerveux, cours par Vulpian, I et II. — Origine de l'électrotone des nerfs, par Matteucci, V. — L'électrophysiologie, cours par Matteucci, V. — Les anesthésiques, cours par Cl. Bernard, VI. — Les actions nerveuses sympathiques, par P. Bert, VII. — Centre d'innervation du sphincter de la vessie, par Massius, V. — Le curare, cours par Cl. Bernard, II et VI.

Le système musculaire. — L'élément contractile et ses fonctions, cours par Cl. Bernard. I. — Production du mouvement chez les animaux, par Marey, IV. — Méthode graphique en biologie; mouvement dans les fonctions de la vie; deux cours par Marey, III et IV. — Le vol chez les insectes, cours par Marey, VI. — Le vol chez les oiseaux, cours par Marey, VI et VII. — Les mouvements involontaires chez les animaux, cours par Michaël Foster, VI. — Sources chimiques de la force musculaire, par E. Frankland, IV.

Le cœur. — Le cœur et ses rapports avec le cerveau, par Cl. Bernard, II, — L'innervation du cœur, par Cl. Bernard, V.

Le sang, la circulation et la respiration. — Les propriétés du sang, cours par Cl. Bernard, II.—Le sang étudié au moyen de l'oxyde de carbone; l'asphyxie, cours par Cl. Bernard, VII. — La vie du sang, par Virchow, III. — Une ambassade physiologique, par Moleschott, IV. — La respiration, par P. Bert, V. — Physiologie du mal des montagnes, par Lortet, VII. — Circulation chimique dans les corps vivants. Passage de divers sels dans les tissus, par Bence Jones, VI.

La digestion et les sécrétions. — Physiologie comparée de la digestion, cours par Vulpian, III et IV. — Les liquides de l'organisme, sécrétions internes et externes, excrétions, cours par Cl. Bernard, III. — Théorie des peptones et absorption des substances albuminoïdes, par E. Brücke, VI. — Rôle de la cholestérine dans l'organisme, travaux d'Austin Flint, par St. Laugier. — Recherches de Gréhant sur l'excrétion de l'urée, par F. Terrier, VII. — La déglutition, par Cl. Bernard, V.

Embryogénie.—Embryogénie comparée, cours par Coste, I et II.— Histoire d'un œuf, par Vaillant, VI. — Structure et formation de l'œuf chez les animaux, par Ed. van Beneden et Gluge, VI. — L'œuf et la théorie cellulaire, par Schwann, VI. — L'ovaire et l'œuf, travaux récents, par Ed. Claparède, VII. — Origine et mode de formation des monstres omphalosites, par Dareste, II. — Génération des éléments anatomiques, par Ch. Robin, IV.

MÉDECINE

Philosophie médicale.—Matérialisme et spiritualisme en médecine, par Hiffelsheim, II. — Maladie dans le plan de la création, par Cotting, III. — Erreurs vulgaires au sujet de la médecine, par Jeannel, III. — Physiologie base de la médecine, par Moleschot, III.—Les systèmes et la routine en médecine, par Axenfeld, V. — La médecine d'observation et la médecine expérimentale, par Cl. Bernard, VI. — L'évolution de la médecine scientifique, par Cl. Bernard, VII.

Pathologie générale.— Qu'est-ce que la maladie? État actuel de la pathologie, par Virchow, VII. — La médecine de nos jours, par W. Acland, V. — La médecine clinique contemporaine, par W. Gall, V. — L'avenir de la médecine, par Béclard, V.— Poussières et maladies, par J. Tyndall, VII. — Pathologie générale, par Chauffard, I ;— et par Lasègue, II. — La médecine scientifique; la méthode graphique appliquée à l'étude clinique des maladies, par Lorain, VII. — Progrès récents en pathologie, par R. Wirchow, V.

Médecine expérimentale.—Le curare considéré comme moyen d'investigation biologique, cours par Cl. Bernard, II. — Histoire des agents anesthésiques et des alcaloïdes de l'opium, cours par Cl. Bernard, VI. — L'oxyde de carbone, cours par Cl. Bernard, VII. — Le sang dans l'empoisonnement par l'acide prussique, par Büchner, VI.

Thérapeutique. — Thérapeutique, par Trousseau, II. — Passé et avenir de la thérapeutique; l'observation clinique et l'expérimentation physiologique, par Gubler, VI. — L'électrothérapeutique, par Becquerel, IV et VII. — Courant constant appliqué au traitement des névroses, cours par Remak, II. — Eaux sulfureuses des Pyrénées, par Filhol, VI.

Pathologie spéciale. — L'alimentation et les anémies, cours par G. Sée, III. — La glycogénie et la glycosurie, par Bouchardat, VI. — La fièvre, par Virchow, VI. — Causes des fièvres intermittentes et rémittentes, par J. A. Salisbury, VI. — La vaccine, par Brouardel, VII.—La variole à Paris et à Londres, par Bouchardat, VII. — La rage, par Bouley, VII. — Le choléra à la Guadeloupe chez les diverses races, par de Quatrefages, VI. — La mortalité des femmes en couches, par Lorain, VII. — Maladies mentales, par Lasègue, II. — Gheel; aliénés vivant en famille, par J. Duval, V.

Chirurgie. — Occlusion pneumatique des plaies, par J. Guérin, V. — Les germes atmosphériques et l'action de l'air sur les plaies, par J. Tyndall, VII. — Nature et physiologie des tumeurs, par Virchow, III. — Régénération des os; coloration des tissus par le régime garancé, par Joly, IV. — Bégayement dans d'autres organes que ceux de la parole, par J. Paget, VI,

MÉCANIQUE

SCIENCES INDUSTRIELLES

SCIENCES MILITAIRES

SIÉGE DE PARIS EN 1870-1871

HISTOIRE DES SCIENCES

Antiquité, Moyen âge. — État arriéré des sciences chez les anciens, par von Littrow, VII. — L'état naissant des sciences au moyen âge, par H. Kopp, VII.

Renaissance. — Revue générale du développement des sciences dans les temps modernes, par H. Helmholtz, VII. — La médecine du XVe au XVIIe siècle, par Daremberg, V. — Harvey, par Béclard, II. — Travaux de la vieillesse de Galilée ; Galilée et Babiani, par Philarète Chasles, VI.

XVIIe siècle.— Correspondance de Galilée, de Pascal et de Newton sur l'attraction universelle, etc., par MM. Chasles, Faugère, Le Verrier, Duhamel, David Brewster, R. Grant, IV et VI. — Newton, par J. Bertrand, II. — Les idées de Newton sur l'affinité, par Dumas, V.

XVIIIe siècle. — Clairault et la mesure de la terre, par J. Bertrand, III. — Voltaire physicien, par E. du Bois-Reymond, V. — Franklin, par H. Favre, I. — Scheele, par Troost, III. — Génie scientifique de la Révolution, par H. Favre, I.—Antoine Louis, par A. Verneuil, II. — Les œuvres de Lavoisier, par Dumas, V. — Barthez, par Bouchut, I.

XIXe siècle. — Gœthe naturaliste, par H. Helmholtz, VII. — Lamarck, de Blainville et Valenciennes, par Lacaze-Duthiers, III. — A. de Humboldt par L. Agassiz, VII. — Puissant, par Élie de Beaumont, VI. — Dutrochet, par Coste, III. — Gratiolet, par P. Bert, III. — Poncelet, par Ch. Dupin, V. — Faraday, par Dumas, V. — E. Verdet, par Levistal, IV. — Flourens, par Cl. Bernard et Patin, VI. — Boucher (de Perthes), par Dally, VI. — Purkynié, par L. Léger, VII. — Pelouze, par Cahours, V. — et par Dumas, VII. — Foucault, par Lissajous, VI. — Th. Graham, par Williamson et Hoffmann, VII. — Cl. Bernard, par Patin, VI. — Michaël Sars, par E. Blanchard, VII. — Von Graefe, par Giraud-Teulon, VII.

HISTOIRE DES SOCIÉTÉS SAVANTES

Le rôle des sociétés savantes, par Fotherby, VII.

La première Académie des sciences de Paris (de 1666 à 1699), par J. Bertrand, V. — L'ancienne Académie des sciences de 1789 à 1793, par J. Bertrand, IV. — Le Congrès des sociétés savantes de France en 1867, IV. — Les travaux scientifiques des départements en 1868 et en 1869, par E. Blanchard, V, VI et VII. — La Société des amis des sciences, par Boudet, V, VI.

Association Britannique, session de Dundee en 1867, par W. de Fonvielle, V. — La science britannique en 1868, discours inauguraux, par J. D. Hooker et Sabine, V. — Congrès médical d'Oxford en 1868, par Lorain, VI. — La Société royale d'Édimbourg de 1783 à 1811, par Christison, VI. — Histoire de la Société Huntérienne de Londres, par Fotherby, VII.

Les congrès scientifiques en Allemagne et en Angleterre ; le congrès d'Innsbrück, par Arch. Geikie, VII.

BARNI (Jules). **Manuel républicain.** 1872, 1 vol. in-18. 1 fr. 50

BEAUSSIRE. **La liberté dans l'ordre intellectuel et moral.** Étude de droit naturel, 1866, 1 fort vol. in-8. 7 fr.

BEAUSSIRE. **La guerre étrangère et la guerre civile.** 1 vol. in-18 de la *Bibliothèque d'histoire contemporaine.* 3 fr. 50

CHALLEMEL-LACOUR. **La philosophie individualiste.** Étude sur Guillaume de Humboldt. 1864, 1 vol. in-18 de la *Bibliothèque de philosophie contemporaine.* 2 fr. 50

Sir G. CORNEWALL LEWIS. **Quelle est la meilleure forme de gouvernement?** Ouvrage traduit de l'anglais; précédé d'une Étude sur la vie et les travaux de l'auteur, par M. Mervoyer, docteur ès lettres. 1867, 1 vol. in-8. 3 fr. 50

FERRON (de). **Théorie du progrès** (Histoire de l'idée du progrès. — Vico. — Herder. — Turgot. — Condorcet. — Saint-Simon. — Réfutation du césarisme). 1867, 2 vol. in-18. 7 fr.

FRANCK (Ad.). **Philosophie du droit pénal.** 1864, 1 vol. in-18 de la *Bibliothèque de philosophie contemporaine.* 2 fr. 50

FRANCK (Ad.). **Philosophie du droit ecclésiastique.** Des rapports de la religion et de l'État. 1864, 1 vol in-18 de la *Bibliothèque de philosophie contemporaine.* 2 fr. 50

HILLEBRAND. **La Prusse contemporaine et ses institutions.** 1867, 1 vol. in-18 de la *Bibliothèque d'histoire contemporaine.* 3 fr. 50

HUMBOLDT (G. de). **Essai sur les limites de l'action de l'État,** traduit de l'allemand, et précédé d'une Étude sur la vie et les travaux de l'auteur, par M. Chrétien, docteur en droit. 1867, 1 vol. in-18. 3 fr. 50

LANGLOIS. **L'homme et la Révolution.** Huit études dédiées à P. J. Proudhon. 1867, 2 vol. in-18. 7 fr.

MIRON. **De la séparation du temporel et du spirituel.** 1866, in-8. 3 fr. 50

PARIS (comte de). **Les Associations ouvrières en Angleterre** (Trades-Unions). 1869, 1 vol. gr. in-18. 2 fr. 50
Édition populaire. 1 vol. in-18. 1 fr.
Édition sur papier de Chine : brochée. 12 fr.
— reliée. 20 fr.

TAXILE DELORD. **Histoire du second empire, 1848-1870 :**
1869. Tome 1er, 1 fort vol. in-8 de 760 pages. 7 fr.
1870. Tome II, 1 fort vol. in-8. 7 fr.

VÉRON (Eug.). **Histoire de la Prusse depuis la mort de Frédéric II jusqu'à la bataille de Sadowa.** 1867, 1 vol. in-18 de la *Bibliothèque d'histoire contemporaine.* 3 fr. 50

Paris.— Imprimerie de E. Martinet, rue Mignon, 2.

www.ingramcontent.com/pod-product-compliance
Ingram Content Group UK Ltd.
Pitfield, Milton Keynes, MK11 3LW, UK
UKHW020129220726
13923UKWH00001B/70

9 782016 19031